我们从哪里来？我们走向何方？中国到了今天，我无时无刻不提醒自己，要有这样一种历史感。

——习近平

摘自习近平总书记在北京会见第二届"读懂中国"国际会议外方代表时的谈话（《人民日报》2016 年 1 月 5 日）

读懂中国

读懂中国丛书

读懂中国丛书

从中医文化看中国

陈达灿　主编

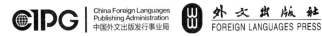
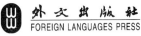

CIPG　China Foreign Languages Publishing Administration
中国外文出版发行事业局

外文出版社
FOREIGN LANGUAGES PRESS

总 序

郑必坚

读者面前的这套丛书，有一个总题目，叫作：读懂中国。

为什么要提出"读懂中国"的问题呢？

你看，当今世界发生的变化，可谓天翻地覆，令人目不暇接。最大的变化，莫过于中国。

从 20 世纪中叶新中国成立以来，特别是最近这 40 年时间，就使一个多达十三亿多人口的贫穷落后的东方大国，实现了跨越式大发展，迅速成为世界第二大经济体。

人们自然会问：在中国，究竟发生了什么事情？中国快速发展的奥秘究竟是什么？

人们自然也会问：一个正在强起来的中国，和世界怎么相处？

于是乎，问题套问题，疑虑叠疑虑，"中国威胁论""中国崩溃论"，"修昔底德陷阱""中等收入陷阱"，这"论"那"论"，这"陷阱"那"陷阱"，纷纷指向中国。

毫无疑问，中国人应当坚定不移地走自己的路，把自己的事情办好。而这本身就包含着，为了回答人们的关切、问题和疑虑，必须做好一件事："读懂中国"。

为此，由我主持的国家创新与发展战略研究会发起，联合中国人民外交学会，和国际知名智库21世纪理事会合作，在2013年11月和2015年11月先后举办了两届"读懂中国"国际会议。

这两次重要的国际会议，得到了中共中央总书记、国家主席习近平的重视和支持，亲自到会同与会外国嘉宾座谈。国务院总理李克强和副总理张高丽分别出席了第一届和第二届会议，并在会上作了开幕演讲。中共中央和国务院许多部门的领导同志，也到会同来自世界各国的政要和专家学者进行面对面的交流，回答大家提出的问题。

会议取得的成功，给我们的最大启示是：只要直面问题，只要心诚意真，只要实事求是且生动具体地讲好中国故事，讲好中国共产党的故事，讲好中国和世界相处的故事，将大有利于关心中国的人获得新知，怀疑中国的人逐步释惑。

为此，我们设想，把"读懂中国"的国际会议搬到书本上，搬到视频上，搬到网络上，在更大的场合，用更加生动的形式，回答人们的关切、问题和疑虑。

这一设想，不仅得到了有关部门的大力支持，不仅得到了中国外文局和外文出版社的大力支持，而且得到了一批对这些问题有亲身实践经验和较深研究的专家学者和领导同志的大力支持，为丛书撰稿。

这就是读者面前这套丛书的由来。现在编辑出版的还只是这套丛书的第一辑，以后还会有第二辑、第三辑以至更多的好书问世；现在这一辑主要是中国作者的作品，以后还会有其他国家作者的作品。

不仅是丛书，以后还会有配套的电视专题片和网络视频，陆陆续续奉献给大家。

在我们看来，"读懂中国"，包括"读懂中国共产党""读懂中国和世界的关系"，是一个宏大的事业。

让我们共同以极大的热情，来关注这一事业、参与这一事业！

二〇一八年三月

总　序　二

郑必坚

在全国人民共同庆祝中国共产党成立100周年之际，我们的"读懂中国"丛书第二辑又摆在了读者的面前，外文版也将在近期面世。

2018年，"读懂中国"丛书第一辑（中英文版）在第三届"读懂中国"国际会议上举行首发式，几年来，我们陆陆续续收到读者的反馈，无论是有关部门的领导，还是专家、学者、媒体人士，以至我们的海外读者们，都对我们的丛书给予了高度评价。在此，向你们表示衷心的感谢！正是你们的关心和关注，才使得我们的丛书更有分量、更显智慧、更具价值。

为什么要组织编写"读懂中国"丛书呢？对于这个问题，我在丛书"总序"中已经给读者作了解答。在这里我想强调的是，在2015年由国家创新与发展战略研究会、中国人民外交学会和21世纪理事会共同举办的第二届"读懂中国"国际会议上，习近平总书记在同外方政要和专家学者座谈时讲到"读懂中国"是向世界介绍中国的一个很好的平台，他还说："我们从哪里来，我们走向何方？中国到了今天，我无时无刻不提醒自己要有这样一种历史感。"事实上，中国从哪里来、中国走向何方，也是人们长久以来对中国这个世界第二大经济体所提出的问题和疑虑。于是，我萌生了组织各方面专家学者编写"读懂中国"丛书的想法。

"读懂中国"丛书都讲了些什么？在中国特色社会主义已经进入新时代的今天，要"读懂中国"最重要的自然就是要读懂新时代的中国，而要读懂新时代的中国，最重要的自然就是要读懂习近平新时代中国特色社会主义思想。因此，国家创新与发展战略研究会在中央领导的肯定和有关部门的指导下，在中国外文局和外文出版社的大力支持下，邀请了一批有丰富实践经验、并对中国问题有着深刻观察和研究的专家学者，就习近平新时代中国特色社会主义思想和改革开放四十多年所走过的道路，特别是中共十八大以来以习近平同志为核心的党中央治党治国治军的重要决策、重大进展及面临的新形势新挑战等海内外关注的焦点问题作出专门论述。

"读懂中国"丛书有什么值得推荐的吗？我以为，需要特别指出的至少有这么两点：一是内容上的实事求是，二是风格上的生动具体。"实事求是"是指我们的作者努力向大家展示一个真实、立体、全面的中国；"生动具体"是指纳入丛书的这些论著，不仅凝结着作者多年一贯的学术思考，而且展现了一个又一个有画面感的故事，毫不晦涩、毫不做作。

"讲好中国故事，讲好中国共产党的故事，讲好中国和世界相处的故事"，是帮助"关心中国的人获得新知，怀疑中国的人逐步释惑"的最好方式。我们是这么想的，也是这么做的。

"读懂中国"丛书第一辑获得广泛关注，让我们感到，这件事我们是做对了，我们抓"读懂中国"这个主题抓对了。特别是站在"两个百年"历史交汇点的今天，面临大变局、大考验，中国更要推动"读懂中国"这个宏大事业，包括"读懂中国共产党""读懂中国和世界的关系"，从而逐步实现"大合作"。

这个事业不容易，但值得干。希望越来越多的朋友加入我们的事业，且给我们以指教。让我们一起努力！

二〇二一年六月

目 录

第一章

中华文明与中医学

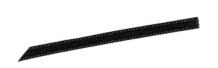

中医药文化的诞生与发展，既孕育于中国独特的地理环境、天文基础，又离不开中华民族的哲学观念、人文熏陶，是一代又一代华夏子孙日积月累凝结而成的治病养生实践经验和智慧结晶。中医药文化一路伴随着中华民族成长，是中华文明中灿若星辰的瑰宝，为中华民族的繁衍昌盛以及世界人民的健康都做出了巨大的贡献。

第一节 中医学的历史

一、原始时代：中医药的萌芽

自远古时期开始，人们就不断总结保持健康的经验，来应对生老病死的自然过程。古人观察哪些食物能致病致命，也发现了有些食物能治病救命。他们在探索中学会烤火取暖，用木石制针缝衣，也认识到用热石炙烤身体的不同部位可以舒缓某些不适，用骨针捶击身体的特殊位置能缓解痛楚，经石刀切开排脓后脓疡痈疽会好得更快……通过日积月累的细致观察和认真思考，种种的生活经验逐渐凝结成医药方面的智慧，为中医中药、针灸和中医外治法的诞生和发展提供了条件。我们可以从考古发掘研究成果和古籍记载中了解这一艰难探索的过程。1963年考古发现，内蒙古多伦旗头道洼新石器时期遗址出土1枚经过加工的石针，针长46毫米，针身呈四方形，一头呈尖状，一头呈扁平的半圆状，有刃口，既可用来针刺又可用于切割。[①]城子崖龙山文化遗址出土了两式灰黑陶针。相传，伏羲用石头磨制成九种形状不同的石针，用于不同的治疗目的，如圆头的用以按压止痛，尖头的用以点刺放血，带刃的用以切割等。《淮南子·修务训》："神农乃始教民播种五谷……尝百草之滋味……当此之时，一日而遇七十毒。"

---

① 徐江雁. 中国医学史［M］. 上海：上海科学技术出版社，2017.

神农尝百草、定药性

神农是远古神话中颇具传奇色彩的人物。东汉班固所著《白虎通》中写道："古之人民皆食禽兽肉。至于神农，人民众多，禽兽不足，于是神农因天之时，分地之利，制耒耜，教民农作，神而化之，使民宜之，故谓之神农也。"远古时期，人们多以渔猎为生，随着人口不断繁衍，食物出现短缺的情况。作为部族首领的神农，顺应天时转变，分辨地势优劣，带领民众开展农耕，并创造了耒耜（古代的翻土工具，形如木叉，上有曲柄，下是犁头，用以松土），提高了农耕技术，使粮食产量增加，解决了粮食危机。

此外，据古籍记载，神农常亲自上山采摘草药，通过品尝辨别草药有毒无毒、性温性寒、是何功效，曾一天内中毒70次之多，并以茶解毒。他也常带领臣民四处寻找药材，用以医治民众的疾病。为纪念神农在中药学方面的贡献，东汉成书的我国第一部系统论述药物的著作，被命名为《神农本草经》，而"神农尝百草"的佳话亦流传至今。

二、夏至战国：中医药体系逐渐形成

相传，在商代，治国奇才、一代贤相伊尹开创了将多种药物共同火熬成汤给病人服用的方法，开启了中药复方治病的先河。汤液的发明不仅扩大了中药的用药范围、增强了药效，还减少了药物毒副作用。这对方剂学萌芽、形成体系意义重大，后世医家受此启发，得以针对不同病情进行组方用药。

这一时期，疾病预防和医事制度萌芽：考古发现，商代人已开始使用盥洗用具，西周人制造出瓦片并将其应用于房屋建设，应用洒灰、药熏等方法除虫灭鼠，这一系列改变对个人卫生、居住环境的改善和传染病的预防有积极意义；周朝已实现医学分科（食医、疾医、疡医和兽医），且建立了医疗考核制度和标准。春秋战国时期有不少医家将医学经验及体悟著成典籍，推动着中医学进入系统的理论建构阶段。其中，扁鹊提出"望、闻、问、切"四诊合参的方法，奠定了中医临床诊断和治疗的基础。汇集秦汉以前医学大成于一身的《黄帝内经》记载了中医学对人体生理、病理、诊断、治疗及预防的医学理论，是中国最早的医学典籍，被称为"医之始祖"。

黄帝明堂论医、广医于民

黄帝，与伏羲、神农并称"三皇"，是上古时代一位建树颇丰、贡献卓绝的部落联盟首领。古代文献及史书记载，黄帝除了定官职、（令仓颉）创文字、播五谷、兴农耕、制衣冠、建舟车外，也积极推动医学发展。彼时，人类已掌握了一定的耕种技术和药草知识，但战乱、瘟疫频发，百姓仍深受疾病折磨之苦。黄帝体恤百姓，誓要以医济世。他不仅自学伏羲和神农流传下来的医药和天文术数知识，还聚集了许多懂草药、擅医术的华夏名医，虚心向他们讨教医学知识、一同研究疾病诊治问题。同时，黄帝还任命岐伯（集历代医学大成的名医）、雷公（善望色诊病、授医学之道）、俞跗和少俞两兄弟（擅长外科手术）、鬼臾区（善于五行之说）、伯高（精通脉理及针灸、熨法等外治法）、少师（擅长体质辨识）等人为医学大臣，使他们著作医药典籍，传播治病养生知识，为黎民苍生的健康谋福祉。

《黄帝内经》乃后人托黄帝和岐伯之名所著，内容涉及中医药的各个领域，涵盖了"阴阳五行学说""藏象学说""脉象学说""经络学说""精气血津液神""病因学说""病机学说"等多种中医理论，奠定了中医理论体系的基本框架和核心内容。中医学亦被后世称为"岐黄之术"，足见后世对黄帝的敬仰和尊崇。

虽然在中医药发展的早期，如同全球范围内其他古医学发展的历史一般，曾经有"以巫替医、巫医结合"的历史，但自西周开始，巫、医逐渐分离。到了春秋战国时期，医学逐渐摆脱巫术的羁绊，走上独立发展的道路。扁鹊便是其中的先驱之一。他所立"六不治"原则中的"信巫不信医者不治"闻名至今。《黄帝内经》所言"拘于鬼神者，不可与言至德"，是中医先贤反对巫术的集中体现，对后世医家影响极为深远。

三、秦汉至三国：医事制度逐渐完善

秦汉时期形成了较完善的医事制度。秦朝有专门的医生负责给中央官员治病和管理地方医疗事宜，地方上还进一步划分有相关负责人。此外，药物相关的事情也有专人主持。至汉代，从中央到地方形成了一支有组织的医疗系统，医生分为官医和民间医生，分别负责官僚统治阶层和

普通百姓的医疗。秦汉时期中医辨证思想开始确立,中药方剂学体系逐渐形成,临床医学快速发展。秦汉时期名家辈出,如淳于意、华佗、张仲景等名医对中医药的发展起到了举足轻重的作用。这个时期成书的《伤寒杂病论》至今仍是从医者必读的书籍,受到国内外医学界的推崇。成书于东汉时期的《神农本草经》是我国已知最早的中药学著作,系统而全面地总结了古代医家的用药经验。三国时期,社会局面动荡不安,战争连绵不断,民族文化融合交流,为医药文化的交流和发展创造了良好的条件,医生有更多机会进行大量医治伤病疾苦的实践,从而使临床医学进一步发展,临床治病经验进一步充实。

外科圣手华佗

　　华佗是东汉末年杰出的医学家之一。他深入民间,足迹遍于各地,精通临床各科,尤其擅长外科、针灸,还通晓养生之术,创制出"五禽戏"。华佗不愿做官,不求名利,宁愿行医四方,为百姓诊病,因此后世用"华佗再世"赞称医术高明、淡泊名利的医生。

　　华佗以创立麻沸散、行剖腹术闻名于世,又被称为

"外科圣手"。据后世医书记载，对于针灸不能治疗的疾病，华佗先让病人用酒服麻沸散，达到麻醉效果后，再行外科手术，这时世界其他国家的外科麻醉术还处于摸索阶段。晚年华佗因得罪曹操被关在狱中，他想将以毕生所学著成的医书交给看守监狱的人，然而狱卒怕受到牵连不肯接受，华佗于是将书焚毁。华佗被杀后，一代名医之术就此失传，成为一大憾事。

四、两晋南北朝及隋唐：医学教育制度建立

这一时期，中外文化和医学交流增多，人民对医疗健康的需求也日益增加，医学理论、药物学、方剂学、临床各科都得到较全面的提升。此时，仅靠传统的"祖传""师带徒"医学教育方式难以满足日益增长的医学知识发展和医疗需求，由官府举办的医学教育机构应运而生。医学教育制度开始于南北朝，兴盛和充实于隋唐时期。自隋朝起，古时的医政管理和保健机构——"太医署"被赋予官方医学教育机构的功能；到了唐朝，除了有太医署作为中央的"医科大学"，各地方也设立医学教育机构，实行分科教学、

制式考核，形成了较为完整的医学教育、考核体系，后世学校式医学教育也是在此基础上完善发展而来的。两晋至隋唐时期，医学理论也得到比较系统的总结和整理。晋代皇甫谧的《针灸甲乙经》，系统论述了有关脏腑、经络等内容，初步形成了经络、针灸理论。第一部将《黄帝内经》进行分类编订注释的著作《黄帝内经太素》、我国现存最早的论述疾病病因及证候学的专著《诸病源候论》、我国历史上最早的临床医学百科全书《千金方》、世界第一部由国家颁布的药典《新修本草》等传世著作均诞生于隋唐时期。

五、宋金元时期：四大学派和百家争鸣

宋金元时期，国家重视医药事业。宋金元政府均设有较完整的医药卫生行政机构。尤其宋代政府对医学教育更为关注。这一时期，基础理论研究兴盛。其中，金元医家学说最具代表性。金元医学在 100 多年间，从诞生、成长到发展，始终贯穿着"创新""争鸣"的医学风尚。以"金元四大家"刘完素、张从正、李杲、朱震亨为代表的金元医家，深入研究古代的医学经典，结合各自的临床经

验，创立各具特色的理论学说，逐渐形成了不同的流派，大大丰富了中医理论。刘完素结合临床实践及当时的气候、疾病特点，深入阐发了火热病机等有关理论，形成以寒凉药物辨证火热证候的理论及实践，被称为"寒凉派"。张从正认为风寒暑湿燥火等六淫邪气以及饮食不节都是致病因素，都不属于人体所有，应采用汗、下、吐等方法祛除体外，被称为"攻邪派"。李杲深受其老师张元素医学思想的影响，结合自己多年的亲身经历和体会，创立了"脾胃"学说，著有《脾胃论》，对金元医学的繁荣和后世中医学的发展产生了重要影响。朱震亨在前人创新理论启发下，结合自己的体会，提出"阳有余、阴不足"理论，被称为"滋阴派"。因世居丹溪岸边，后人尊称其为丹溪翁。金元医学的成就不仅影响了中国医学的发展，而且在明代东传日本、朝鲜。16世纪曾有日本僧人久住杭州学医，后其弟子田代三喜留华12年，专攻李杲、丹溪之学，回国后成立了"丹溪学社"，发扬光大，流传至今。朝鲜医家金礼蒙所著的《医方类聚》、许浚所著的《东医宝鉴》，也大量收录了李杲等医家的医论和方剂。

六、明清时期：中医学综合发展阶段

明清尤其是明代至鸦片战争前（1368—1840 年）的这段时期，是中医学理论综合汇编、深化发展，临床各科辨证体系丰富、提高的阶段。最具代表性的是李时珍所著《本草纲目》，其总结了 16 世纪以前我国药物学研究成就，全书共 52 卷 190 多万字，收录了药物 1892 种，分为 16 部、60 类，其中有 374 种是过去没有记载的新药物，对每一种药物的名称、性能、用途和制作方法都做了详细说明，还附有 11000 余首药方、1100 余幅图。此书 17 世纪初传入日本和朝鲜，以后又陆续翻译成英文、法文、德文、俄文等多种文字，直到现在，《本草纲目》仍是世界医学的一部重要文献。清代医学最具代表性的传承与创新，是以叶天士、薛生白、吴鞠通、王孟英为代表的"温病四大家"及其相关学术思想、著作的产生。叶天士所著《温热论》是对治疗温热病大量临证经验的高度概括和总结，并首创"卫、气、营、血"辨证体系，将"伤寒"与"温病"两大学说从辨证方法上区分开来，影响深远。薛生白所撰《湿热条辨》是我国医学史上第一部对湿热病进行论述的专著，书中系统论述了湿邪与热邪相合为病的特点及其治则治法及方药，成为后世治疗湿热病的经典。吴鞠通著有《温病条辨》，创立三焦辨证，丰富了温病学内容，三焦辨证至今仍广泛应用于临床。王孟英所著的《温热经纬》，将温病分为新感和伏气两大类，并就其病源、症候及诊治等进行阐述，既是温病学论述的汇编又是温病诊治参考书，流传颇广。还有王清任的《医林改错》，注重实践研究，纠正古籍中关于解剖知识的某些错误，发展了瘀血理论。

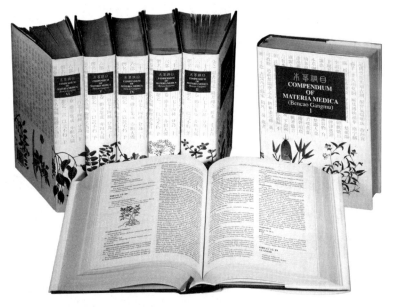

外文出版社出版的《本草纲目》英文版是迄今全世界唯一的英文全译本，该书历经十年编译打磨，成为西方研究中医学、中国古代科学技术、历史文化不可或缺的重要文献。

七、晚清到近代：中西医汇通派的产生

中西医汇通思想的渊源，可以追溯到清初西学在中国的早期传播。1890年，李鸿章提出"合中西之说而会其通"的主张，成为近代关于"中西医汇通"最早的论述。西方医学在我国广泛传播和发展，引起了中医界的普遍重视，一些中医学家认识到中西医学各有所长，从理论到临床、从诊断到方药对中西医汇通提出了一些见解，并且不断为后人所继承，逐渐形成了中西医汇通的思想，其理论对当代中西医结合学说的形成与发展产生较大影响。如近代中医学家唐宗海倡导"去彼之短，用彼之长；以我之长，盖彼之短"，成为我国中医界明确提出"中西医汇通"口号的第一人。岭南近代中医学家朱沛文在汇通过程中，主张"通其可通，存其互异"之观点。近代中医学家张锡钝在立足我国传统医学的基础上，确立了"衷中参西"的汇通原则，并著成《医学衷中参西录》一书，提出了不少极富特色的汇通见解。恽铁樵是近代医学史上一位有多方面贡献的中医学家，在中医理论的研究、中医教育的兴办、中西医汇通探索等方面都做出了杰出的成就，他在《伤寒论研究·总论》中指出："中西医之不同，乃由于中西文化之

不同""中医而有演进之价值，必能吸收西医之长，与之化合，以产生新中医"。

第二节　中医学起源的基础

中国独特的地理环境、天文基础和人文背景在中医的起源和发展过程中发挥着重要的作用。如《黄帝内经》所言，医者需要"上知天文、下知地理、中知人事"，人和大自然是一个统一的整体，人们可以在了解古代中国地理、天文、人文特点的过程中探知中医的起源与发展。

一、中医学起源的地理环境

中国有着十分特殊的地理位置，东部、南部濒临浩瀚无际的太平洋，西南部有世界上最高的青藏高原，西部及西北部有杳无人烟的戈壁沙漠，北部天寒地冻、人迹罕至，这些地理特点使古人早期难以与外界交往。中国幅员辽阔，拥有长江和黄河两大河流，不仅地形复杂多样，气候类型也多种多样，季风气候明显。俗话说一方水土养一方人，处于不同地理环境中的人，发展出了不同的生存方式，产生了不同的思想观念和文化类型，导致了中医的地域多样性和差异性。

复杂的自然地理环境带来了丰富的药用动物、植物和矿物资源。同时，分布在不同地区的同种药材质量有区别，其疗效也有差异。如浙贝母和川贝母，浙贝母产于浙江，味道是苦的，能够疏散风热，长于清肺祛痰，适用于治疗痰热壅肺的咳嗽；川贝母产于四川，味道甘而润，长于润肺止咳，适用于治疗肺燥、虚劳导致的咳嗽。道地药材就是在中医长期临床中获得认可的优质中药材代名词，相较于其他地区所产药材，在特定地域生产的同种药材质优效佳，如宁夏的枸杞，河南怀庆的牛膝、地黄、山药、菊花。

《素问·异法方宜论》有一段文字告诉我们同一疾病采取不同的治疗方法可以治愈，而不同的治疗方式是因为地势的不同。例如东方地处海滨，气候温和，盛产鱼和盐，当地居民喜欢吃鱼和咸味的食物。多食鱼使人热积于中，多食盐会耗伤血液，所以该地的人大都皮肤色黑、肌理松疏，多发痈疡之类的疾病，适宜用砭石刺法。所以砭石来自东方。西方地区，多山旷野，盛产金玉，该地的人们穿毛皮或粗布，睡草席，但饮食多为鲜美酥酪骨肉之类，因此体肥，外邪不容易侵犯，他们大都患内伤类疾病，适宜用药物治疗。所以药物疗法来自西方。北方地势较高，风寒冰冽，该地的人们以游牧生活为主，以牛羊乳汁为食，因此容易内脏受寒，易生胀满，宜用艾火炙灼。所以艾火炙灼的方法来自北方。南方地势低下，阳气最盛，雾露经常聚集。该地的人们喜欢吃酸类和腐熟的食品，其皮肤腠理致密而带红色，易发生经脉拘急、麻木不仁等疾病，适宜微针针刺。所以九针的治病方法来自南方。中央之地，地形平坦而多潮湿，物产丰富，食物种类多，生活安逸，该地的人容易得痿弱、厥逆、寒热等病，宜用导引按跷的方法。所以导引按跷来自中央地区。

二、中医学产生的天文基础

中国自古以来便是农业大国，最先发展起来的地区是适宜耕作的黄河及长江中下游流域，深受农耕文化的影响。农耕收成很大程度上依靠风调雨顺，对气象和季令要求最严，古代对自然变化无能为力，故而演化出顺应自然的生产生活方式，强调人与自然的和谐统一。为了规避自然灾害，古人仰观天文，俯察地理，仔细观察并记录自然界的变化。顺应四时的观念深深地渗入中医理论之中。

（一）日月星辰

古人观测天象，发现天上的星星有些在天穹的固定位置，随固态的天穹一起转动，这些相对静止的星星为"恒星"。古人还发现有些星体在天穹中游离不定，有着自己的运行轨迹，其中有五个星体和恒星类似，被称为"行星"，即金星、木星、水星、火星、土星。另外在星空中运行得比较显眼的星体便是太阳和月亮，它们再加上五颗行星，被合称为"七曜"。古代哲学思想中，以阴阳配日月，五行配五行星。

为了观测天象及日、月、五星在天空中的运行，古代天文学家将北极星视为中心，选择黄道附近的 28 个星座，称之为"二十八宿"，每个星宿包含一个到多个恒星。二十八宿是古人比较七曜运行而选择的"舍"，"宿"是躺在席子上休息的意思，表示七曜运行所在的位置。月亮运行一周为 28 天，每次在一个星宿上休息一天，当月亮住满二十八宿就为一个周期，所以 28 天为一个月。十二辰是沿天赤道从东向西将周天等分为 12 个部分，记录着太阳的位置，把一昼夜划分成 12 个时段，每一个时段叫一个时辰，代表十二时辰。

（二）天地同律

为了判断气候变化、提高农耕效率，古代天文学家根据日月星辰的运行规律制定了相应的历法。古人在中国的西北，在一个封闭的室内，把 12 种一头平、一头斜，长短不一的吕管（据说形状像竹子又不是竹子，管中灌满用苇子膜烧成的灰）插入地下，使其上端齐平。待到冬至的时候，一阳生，最长管子中的灰感受到地下的阳气会自己喷出来，同时发出"嗡"的声音，这种声音便是"黄钟"。每到一定的节气，与该节气相应的那支管子中的灰就会逸出，发出不同的声音。12 根管中，6 根单数的属阳，叫作六律；6 根偶数的属阴，叫作六吕，合称为律吕。由此，天地之气相感产生的物候、气候等变化也与时令联系起来。《黄帝内经》在此基础上创建了独特的"五运六气"历，把不同时令之气所导致的人体生理功能改变的六十年节律总结出来，应用于疾病的诊治。

就一年四时而言，春天萌生，夏天滋长，秋天收获，冬天储藏，人体的生理功能活动也随着春夏秋冬四个季节的变更而发生相应的"生、长、收、藏"的变化。

一年之中，人气随着月份推移在不同部位发挥作用：正月、二月，天气一派生发景象，地气开始萌动，这个时候人气在肝；三月、四月，天气正值兴盛，地气华茂而欲结实，这个时候人气在脾；五月、六月，天气旺盛到极致，地气上升，这个时候人气在头；七月、八月，阴气开始肃杀，这个时候人气在肺；九月、十月，阴气开始冰冻，地气开始闭藏，这个时候人气在心；十一月、十二月，冰冻厚实，地气闭密，这个时候人气在肾。

一天之中，人体的阳气随着自然界的阳气消长而变化，阳气在白天主司于体表，清晨的时候，阳气开始生发，到中午阳气处于最为隆盛的状态，太阳西下的时候阳气逐渐向内潜藏。

三、中医学产生的人文背景

中国古代社会生产力不发达，经济基础一直处于商品经济不发达的小农经济占主导地位的状况。人们根据自然界节律变更和气候变化来生产和生活。"日出而作，日入而息。凿井而饮，耕田有食，帝力于我何有哉！"这首远古人民吟唱的歌谣反映出人们当时的生活方式，自给自足，悠然自在。农民在土地上所做的一切都是为了确保有收成，以实用为主，拒绝纸上谈兵、不切实际。在日复一日、年复一年的农耕活动中，人们形成一种重实际求稳定的经验理性思想。中医也崇尚实际效用。比如，在口疮疼痛的时候曾吃过一些缓解疼痛的植物，以后见到其他人口疮疼痛难忍的时候，便推荐食用这种植物，如此反复，这种植物治疗口疮疼痛的有效经验便会流传下来。这种例子在人们日常生活中很常见，重复有效方法可以称为经验医学。燧人氏钻木取火、神农尝百草等古代神话故事，一定程度上映射出先民在与疾病斗争、追求健康的过程中不断积累医药实践经验。

封建社会的中国拥有强大的政权，维持了社会的统一和国家的安定，保障了小农经济的稳定和可持续发展。国家政权组织形式为地方政府严格服从中央政府命令，君主的权力至高无上。中国封建社会的中央集权专制制度是和宗法制相结合的。小农经济经营规模小，生产条件简单，以每个血缘家庭、家族为单位进行生产生活。宗族即是以血缘为纽带所形成的一个大家族，由族长、家长掌管本族的财产和祭祀，并依法管理族人。于是，为了维持家族的等级秩序，在家族、家庭内部强化孝道、尊卑有序，强调家国同构、君父一体，建立起了完善的礼制。这种以血缘关系为核心的社会制度潜移默化地影响了人们的思想观念。中医理论也有相应体现，比如，运用人伦关系来形容脏腑之间的关系，运用君臣佐使来比喻中医方剂中药物的功用。

另一方面，秦始皇扫平六国、统一天下之后，下令整齐规范全国制度，以利于统一，比如实施了文字、车轨、货币、法律、度量衡的统一。在大一统的背景下，中医学家求同存异，建立统一的学术体系，构建更加严谨的理论体系。不同时期、不同地区的中医学家们得以使用共同的专业语言沟通交流，中医药学术思想在实践中得到继承和发展。

第三节　中国哲学与中医学

中医作为中华优秀传统文化的一部分，深受儒家、道家、墨家、兵家、名家等古代哲学观念的引导和影响，伴随着古代哲学的发展而发展。了解古代哲学，有助于我们深入理解中医的思维方式。

一、儒家养心观念

儒家是中国古代重要的学术流派，重视道德教育和修身养性，其核心思想是"仁"。"仁"在古代有许多含义，其中最基本的含义是"爱人"。要真正理解"仁"的学问，就必须身体力行。古代士人就业门路很窄，极少部分人做了官，多数人还有两种选择：一是教书育人，传承儒家思想；二是做医生，治病救人。医药的社会功能是爱护、救治病人。医生可通过治病将仁爱播散到普天下的黎民百姓心中，使家庭和睦，为维护社会长治久安贡献力量。北宋名人范仲淹身怀仁心，"不为良相，便为良医"的典故广为流传。良相治理国家，救民于水火；良医悬壶济世，救死扶伤，不同的方式，一样的目标。后来范仲淹在"庆历新政"上开创了医药专科教育体制，对后世产生了深刻而广泛的影响。

不为良相，便为良医

范仲淹出身贫苦，两岁丧父，刻苦读书，后来做官到了参知政事这个位置，也就是副宰相，政绩卓越，留下了"先天下之忧而忧，后天下之乐而乐"的名言。

据宋人吴曾的《能改斋漫录》卷十三《文正公愿为良医》记载，范仲淹尚未显达之时有一次到祠堂求神问卦，抽了一支签，问：以后可以当宰相吗？签词表明不可以。他又求了一签，祈祷说："如果不能当宰相，那么可以做个好医生吗？"结果还是不行。于是他长叹说："大丈夫立于天地间，却不能造福百姓，可悲啊！"别人对此感到很奇怪，就问他："大丈夫立志当宰相，可以理解，您为什么又祈愿当良医呢？这志向是不是小了点？"范仲淹回答说："怎么会呢？我立志向学，当然希望将来辅佐明主，报效国家。能为天下百姓谋福利的，莫过于做宰相。签词说我做不了宰相，能以自己的所学惠及百姓的，莫过于做医生。倘若能做个好医生，上可以治疗君主和父母的疾病，下可以救治天下苍生，中可以教人保健养生，益寿延年。身处底层而能利泽老百姓的，没有比当医生更好的职业了。"

中庸之道是儒家首先倡导的方法论原则，对中医药影响较大的中庸思想为"用中""中和"，即不偏不倚，恰如其分，反对偏向一极或一端，以"和"为贵，以实现人与自然、人与社会的和谐。"和"的思想在中医理论中占据了重要位置，渗透到中医的各个方面。中医认为人体是一个有机的整体，构成人体的各个组成部分在结构上相互联系，在功能上相互协调。身体健康源自体内器官功能协调有序的运行。中医的发病原因有外邪侵袭、情志过激、饮食失宜、劳逸失度等，都是打破了机体的平衡和谐而致使疾病发生，故中医的治法也是纠正体内各器官功能失衡偏颇的过程。中庸之道还指导人们的生活、起居、饮食、疾病的预防等，以达到养生治未病的目的。懂得养生之道的人能够遵循天地阴阳和自然变化规律，饮食有节制，作息有规律，注意精神调养，劳逸结合，使形体和精神达到一种"和"的状态。

二、道家"齐物辩证"

道家的代表人物庄子对事物的矛盾性有着深刻的思考，对矛盾双方的相互对立、相互依存、相互转化的运动变化规律有着一定的认识。就人类生命而言，中医学说把它概括为阴阳的对立、互根和转化。

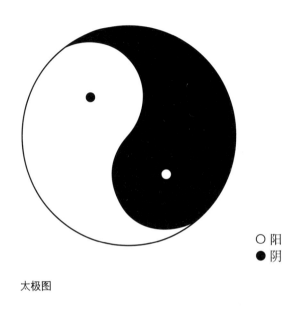

○ 阳
● 阴

太极图

阴阳对立指世间一切事物或现象都存在着相互对立的阴阳两个方面。人体的组织结构也表现为阴阳的两个对立面：就整体部位来说，外部体表属阳，内部脏腑属阴；就躯干来说，上部背部属阳，下部腹部属阴；就脏腑来说，五脏为阴，六腑属阳。阴和阳是相关事物的相对属性，具有可分性，即阴阳之中还可以再分阴阳，五脏属阴，但其中心肺属阳，肝脾肾属阴。

对立的阴阳双方又是互相依存的，任何一方不能脱离另一方而单独存在。人体结构的功能表现为阴阳互根，气无形属阳，血有形属阴，气行于脉外，血行于脉中。血的运行要由气来推动，气又维系于血才能有所依存。失了气，则血不运行，就不成为血；失了血，则气无所依而将耗散殆尽。

阴阳的相互转化一般出现在阴阳双方消长量变运动的极期阶段，也就是"物极必反"，此时事物属性会发生转化，即在量变的基础上产生质变。例如，地上的水为阴，在阳光的作用下，水蒸发变为水汽，上升到天上而成为阳；天上的水汽为阳，在寒冷的作用下，水汽凝结为雨水，下降至地面而成为阴。人体的病证，属阳的热证，热到极点，可以转化为属阴的寒证；属阴的寒证，也可以转化为属阳的热证。如邪热壅肺的病人表现为高热、面红、烦躁、脉数有力等，这是机体反应功能旺盛的表现，称为阳证、热证、实证。但当疾病发展到严重阶段，由于热毒极重，大量耗伤人体正气，在持续高热、面赤、烦躁、脉数有力的情况下，可突然出现面色苍白、四肢厥冷、精神萎靡、脉数欲绝等一派阴寒危象，称之为阴证、寒证、虚证。明确这些转变，不仅有助于认识疾病的演变规律，而且对于确定相应的治疗原则，有着极为重要的指导意义。

三、兵家"知己知彼"

兵家含有中国古代军事思想的精华，是中国古代对战略家与军事家的统称。兵家不但强调战争中人的重要性，认为决定战争胜败的是人，同时强调战争中策略的重要性，要"知己知彼"。战争中不仅要知道自己军队各方面的情况，更要知道敌人各方面的情况——从指挥官到士兵的素质、粮草供应等，都要做到心中有数，这样才有取胜的把握，如果对敌人一无所知是万万不能出兵的。"用药如用兵"，兵家用兵之道的思想观念启发了中医对疾病的认识以及灵活多变的诊疗方式。

"知彼"即中医审查病机、辨析证候的过程。中医诊断疾病时，强调四诊合参，通过望、闻、问、切四种方法了解病情，并进行综合分析。经四诊合参分析出疾病的病机证候，了解了对方的敌情，还需要选用恰当的武器进行战斗，方能取得最后的胜利。当使用中草药作为治病武器时，熟知药物的属性归经便是"知己"的过程。例如黄芩、黄连、黄柏，三者同属于清热药，具有清热燥湿、泻火解毒的作用，但它们具有不同的治疗属性，黄芩擅长于清上焦肺热，黄连则比较擅长于治疗中焦心胃之火，黄柏擅长于治疗下焦湿热。中医师通过审查病证"知彼"，熟知药物"知己"，从而百战不殆。

四、墨家方法论

墨家是东周时期的哲学派别，创始人为墨子。墨家提倡实证分析，重视经验，并开创性地提出了中国古代逻辑学，对中医实践活动经验总结和理论梳理有着一定的影响。

墨子是中国哲学史上第一个提出对人的认识进行验证，并探讨了认识检验标准的哲学家，他提出以前人的经验、广大群众的直接经验和实际效果三条标准来检验认识。中医的理论和方法产生于长期的临床实践，而长期的临床实践又不断丰富和发展了中医理论，实践是中医学生生不息的源泉。中医学发展是一个经验积累和理论构建的过程，除了重视实践经验的价值外，更强调在理论指导下进行创新性实践活动。因此，中医可以根据理论分析处理从未见过的病症。

墨子还提出了察类明故法，开启了逻辑学分类推理的先河。《墨子·非攻》记载了关于"攻"与"诛"的争论，是察类明故法的具体应用。"攻"与"诛"表面形式相似，都是主动发动战争，但实质是截然不同的，"攻"是一种不正义的侵略战争，"诛"则是一种正义的讨伐战争。墨子察觉到人们将表面相似而实质不同的事物混为一谈，揭露论辩对方言辞中的"不察类""不知类"，并通过辨析"攻"和"诛"的不同本质说服了对方。察类明故法要求通过观察分析事物本质的异同进行分类推理，为理性认识探索做出了贡献。

中医含有大量逻辑分类推理的例子。中医认为人体各个组成部分协调有序的运行，是身体健康的基础，如果某一个脏腑功能出现问题，也会影响到其他脏腑的正常运行，从而出现各种症状。头痛医头、脚痛医脚会导致医治效率低下，为了避免这种情况，对产生症状的缘故进行分类推理就显得尤为重要。《黄帝内经》中就提到了生活中常见的咳嗽，一般人认为咳嗽是肺部疾病导致的，但《黄帝内经》认为五脏六腑的疾病都可能导致咳嗽，通过咳嗽伴随症状的差异可推理出产生咳嗽的源头，从而将咳嗽分为肺咳、心咳、肝咳、脾咳、肾咳、胃咳、胆咳、大肠咳、小肠咳、膀胱咳、三焦咳不同类别，对后续中医治疗具有重大的意义。

五、名家"假物取譬"

名家是战国时对"实"与"名"和各命题关系诠释的学派，其代表人物公孙龙主张"离坚白"，为后期墨家、杨朱学派提出的"坚白相盈"命题奠定了基础，不仅推动了中国古代逻辑学的发展，而且推动了中医思维的形成与发展。

公孙龙在辩解"离坚白"的过程中采用了"假物取譬"方法。其中，"譬"指的是打比喻，用已知的对象或道理来比拟另外的未知对象或道理的推理过程，这种以"类比"为核心的古代人认识世界的思维方法被广泛运用。中医的"取类比象"便是吸取了"假物取譬"的逻辑方法。中医的五行学说运用取类比象方法将人体五脏系统与自然界万事万物联系，构成了天—地—人医学模型的主要思维方法。中医五行学说根据功能的相同或相似将人体和自然界划分为五类，用木、火、土、金、水五种物质的名称来指代，这五种物质的名称并非是指具体物质本身，而是指代五种不同的特性。人体五脏系统中，以五行之象类推五脏的功能作用。木具有生长、生发、条达舒畅等特性，与肝相应；火具有温热、升腾等特性，与心相应；土具有承载、生化、收纳等特性，与脾相应；金具有清洁、肃降、收敛等特性，与肺相应；水具有寒凉、滋润、向下运行等特性，与肾相应。中医还将人体脏腑、器官、生理部位和情志活动与外界的声音、颜色、季节、气候、方位、味道等分门别类地归属在一起。如心脏，其基本功能是主神明，主血脉，宇宙万物中的徵音、赤色、夏、热、火、南方、苦味等均可归属于心。

第二章

中医独特的观念

在科技发展日新月异的今天，人类历史上许多经验性的传统科学由于自身的局限性，相继被现代科学淘汰。中医学却历千年而不衰，仍然生机勃勃地屹立于人类医学之林，随着时间延续，愈发受到重视，在医疗保健中发挥着重要作用。究其原因是根植于中医独特观念指导下的卓越临床疗效。中医将生命置于宇宙万物中来认识，并以自然为参照物，解读人体的生理与病理，用整体的、辩证的、动态的、发展的眼光看待疾病。其"天人合一""形神一体""辨证论治"等学术思想，具有鲜明的特点，是迄今为止任何医学所不能替代的。

第一节　天人合一的生命观

　　"天人合一"的思想一直是中国古代哲学处理天人关系的基本原则。中医在实践基础上，把中国古代哲学思想作为方法论，构建出自己独特而完整的理论。天人合一的哲学观也深刻影响着中医生命观的构成。

一、气化万物的生成观

古人认为气以精微无形、连续无间的状态存在，是天地万物化生的基础。《老子·四十二章》指出："道生一，一生二，二生三，三生万物。万物负阴而抱阳，冲气以为和。"表达的就是，宇宙本原的道，先产生出混沌未分的一元之气，进而生成天地阴阳二气，此二气交合而产生冲气，阴阳二气与冲气的和合即派生出宇宙万物。这也是中国哲学史上独具特色的气化生万物思想。

《庄子·知北游》指出"人之生也，气之聚也，聚则为生，散则为死"，进一步提出气的聚散与人的生死之间的关系。中医经典古籍《黄帝内经》继承并发展了先秦时期关于气的思想，不仅用气来解释天、地、人的构成和运动变化，更是通过气的生成、运行、变化来阐释人体的生理、病理，以及对疾病的诊断、治疗和养生等。

二、天人合一生命观的内涵

古人认为，气是宇宙万物构成的本原基础，是人与自然万物之间相互感应的中介。在古人的思维中，形成一切事物理法的根本就是宇宙时空所呈现出来的规律和准则。

《素问·生气通天论》记载："夫自古通天者，生之本，本于阴阳。天地之间，六合之内，其气九州、九窍、五藏、十二节，皆通乎天气。"就是说，通过气的中介，人与天地相通，与宇宙万物息息相应。天地、日月、昼夜、季节、气候变化都会对人体产生生理或病理的影响。《灵枢·岁露论》也提出"人与天地相参也，与日月相应也"的观点。月相的盈亏交替、天气的寒暖变化可以直接影响人体气血的盛衰与运行。比如，在一年寒暑更替时，人体正常脉象会出现春弦、夏洪、秋浮、冬沉的变化；就一月而言，人体气血盛衰，对疾病的反应性和敏感性都随着月节律而变化，女性月经周期与朔望月周期极为接近；就一天而言，人体疾病往往随昼夜阴阳消长而出现旦慧、昼安、夕加、夜甚的变化。换言之，人体生理活动与病理表现会随着四季和地域的时空变化而出现相应的变化。

这些天地运行规律所产生的阴阳变化，或者简单认识为能量场的变化，对人自身能量所产生的影响，就是天人相应，或叫天人合一。

三、天人合一的疾病治疗观

生命个体处于宇宙时空中，人与自然万物也遵循相同的自然规律。中国医学从天人合一的生命观出发，认为健康就是人体内部环境和自然、社会环境的一种和谐状态，天与人的关系失和是疾病发生的重要原因。所以诊断、处理疾病需要顺应自然规律，因时、因地、因个体相适宜，维持人与自然环境的统一。

《灵枢·四时气》指出："四时之气，各不同形，百病之起，皆有所生。"如春季主气为风，多风病；夏季主气为暑，多暑病；秋季主气为燥，多燥病；冬季主气为寒，多寒病。

不同地区的自然环境如土质、气候、水质的差异，四时气候的变化，对人体的生理活动与病理变化有着不同的影响。中医根据地理、气候以及病人的年龄、性别、体质等不同特点，强调顺应地理差异之势，顺应时令气候变化之势，顺应人体气机、脏腑、体质之势，制定和选用相适宜的治法和方药，以期获得全效。

四、天人合一的养生观

天人合一的生命观，也启发人们从天地运行的自然规律去领悟人体生命活动的规律，强调养生也要"法天则地"，顺应自然界四时气候、阴阳变化的规律。

从历代医家观点而言，一般春季养生，要顺应阳气升发，万物始生的特点，使人的精神、气血舒展畅达；夏季养生，要顺应阳气盛于外的特点，精神欢畅；秋季养生，要顺应万物收敛的特点，注意敛神、降气、润燥；冬季养生，要顺应阳气闭藏的特点，精神、起居都要符合闭藏之势，饮食宜温热而忌寒凉。

"四季养生"

根据四时季节的变化，中医学提出"四季养生"的理念，在每一个季节，都有相应的措施。

在万物复苏的温暖春季，此时寒冬尚未完全消退，人们应按照此时的气候特点，做到"夜卧早起，广步于庭，被发缓形，以使志生，生而勿杀，予而勿夺，赏而勿罚"。人们应晚睡早起，早晨披散着头发在庭院里从容散步，舒缓形体，使精神情志随着生发之气而舒展畅达。

在炎热的夏季，万物生长茂盛，做到"夜卧早起，无厌于日，使志勿怒，使华英成秀，使气得泄"。换言之，夏天，人们应当晚睡早起，多动少怒。

在清爽、收获的秋季，做到"早卧早起，与鸡俱兴，使志安宁，以缓秋刑，收敛神气，使秋气平，无外其志，使肺气清"。人们在秋天应当早睡早起，做到鸡鸣而起，使精神情志保持安定。

在寒冷、储藏的冬季，做到"早卧晚起，必待日光，使志若伏若匿，若有私意，若已有得，去寒就温，无泄皮肤，使气亟夺"。人们应当比秋天睡得更早一些，并等太阳出来再起床。

如此按照四季生、长、收、藏的气候特点，调整作息和生活状态，做到与自然相协调、与万物共进退的共同体状态，才能"与万物沉浮于生长之门"。

第二节　形神一体的人体观

人类在对天地宇宙进行探索的同时，也无可避免地会对自己的身体和生命变化进行观察与认识。那么，中国古人在观察天地自然的同时，是怎样认识人体的呢？

形神关系是中国古代哲学背景下对生命和谐延续的描述。《荀子·天论》提出"形具而神生"，明确了形先神后的关系，也强调了形神结合的生命整体观。西汉时期皇族淮南王刘安组织编写的《淮南子》，则在形神关系上提出"神主形从"的观点，认为形是由神主宰的。

一、形和神的含义

广义的"形"是指一切物质实体，如《庄子·天地》曰："物成生理谓之形"。中医的"形"主要指人体是由具体形质构成的。"形"是可视可触的有形躯体，以及循行于脏腑组织之内的精微物质。古人对人体血脉、筋骨、形体、脏腑等都有过实体的度量和观察，具体形态结构是可触可及的。生命功能活动是以形体存在为基础的。例如《素问·六微旨大论》指出："升降出入，无器不有。器散则分之，生化息矣。"这里的器就是指有形之体，若形体不存在，人体生命气化作用也就停止了。古人在疾病的认识上也很重视形态的改变，比如疝、瘿、瘘等。[①]

古人对"神"的内涵认识非常广泛，有自然规律、变幻莫测、精神活动、意志思维等含义。《周易·系辞》描述的"阴阳不测谓之神"就表达了这种天地万物、自然宇宙之神变化莫测的特征。中医对"神"的认识，从广义上讲，指的是人体复杂的生命活动和规律；狭义的意思就是人的思维、情感意志等。《黄帝内经》提出"心藏神"的观点，指出"心"为"精神之所舍"。《素问·灵兰秘典论》说："心者，君主之官，神明出焉"，这里的"心"指的就是主宰人体生命活动的神明之气。《黄帝内经》还认为心是"生之本"，是与生死攸关之脏，故"心伤则神去，神去则死矣"。

二、形和神的关系

中医学认为人体由形神共同构成，神是形的生命体现，形是神存在的载体。形只有在神的主宰下，才有一切

---

① 王琦.形神一体的形神观［J］.中华中医药杂志，2012，27（3）：653.

生命现象的产生；神必须依附于形，才能完成所有生命功能。形与神二者关系至为密切，不可分离。《素问·上古天真论》的"上古之人，其知道者，法于阴阳，和于术数，食饮有节，起居如常，不妄作劳，故能形与神俱，而尽终其天年，度百岁乃去"，就很生动地刻画了人的形体和生命活动是一个有机统一体的过程。《灵枢·九针十二原》说道："粗守形，上守神。"没有脱离形的神，也没有脱离神的形。形体存在，神方存在，形体衰亡精神亦毁灭。反之，神对形体亦具有主宰的作用，若神失内守，最终亦会出现"形乃大伤"的局面。如《灵枢·天年》云："百岁，五脏皆虚，神气皆去，形骸独居而终矣。"中医对于生命起始与终结，均强调形神的并存并亡。

三、形神一体观的意义

中医的形神一体观在对人体的认识和对疾病的预防、诊治、预后以及养生等方面都具有重要的意义。形的强弱直接决定神的盛衰，神的状态也决定了形的状态，同时影响着疾病的预后。若是患病的人仍无法精神内守，无止境地追求某种欲望或嗜好，会导致荣血枯涩、经气败坏，不仅治疗效果会减弱，甚至病情也会加重。中医看待人体是一个有机的生命整体，形神一体不光体现在生理表现上，在病理上也会相互影响。各种疾病无论致病因素如何不同，但都不外乎表现在伤形、伤神或形神俱伤三个方面。所以从疾病治疗的角度，"调形以治神"或"调神以治形"成为中医治疗疾病的重要特色之一。

从人体养生的角度，中医强调"形神共养，养神为上"，既要"守神全形"，又要"保形全神"。中医养生观是以"调神"为第一要义，提出诸如"清静养神""节欲养神"等方法；"养形"必须遵循自然规律，做到生活规律、饮食有节、劳逸适度，在必要的时候也可以利用药物调养的方法，以保养形体。

先说养形，顺应阴阳四时是养形的基本准则。《素问·四气调神大论》提出："故阴阳四时者，万物之终始也，死生之本也。逆之则灾害生，从之则苛疾不起。"就是说我们要顺应天地之间阴阳四时变化的规律。举个简单的生活例子，如果我们颠倒昼夜节律，晚上熬夜，白天睡觉，即使睡眠时间大于8小时，但长期如此，身体一定会出现各种不适的状况，因为违背了昼夜节律。这就是"逆之则灾害生"，这里的灾害就是指身体的不适。

养形的方法还有导引之术，比如我们熟知的五禽戏，通过模拟五种动物活动，使自身形体得到锻炼。今天人们所热爱的各种体育运动，也都是养形的方法。养形同时要注意养气，气是生命的活力、运动的源泉。古人认为，保持气的充盈与运行的通畅，身体就不会生病，所以导引常常配合吐纳。而虚静安详的意念可以调控人体与外界气的交流，协调体内气的运动，促进新陈代谢的顺利进行。今天风靡全球的各种气功、瑜伽等也通过调气以促进形体健康。

再是养神，这是最重要的一个层次。《素问·上古天真论》中说："恬淡虚无，真气从之，精神内守，病安从来。"在古人看来，清心恬淡，对于身体健康和怡养性情都是很重要的。用我们今天的话来说，过度的情绪对健康长寿是不利的，保持平静稳定的情绪是维持健康的重要因素。古人同时提倡"以内乐外"。就是说不要过度追求感官刺激和权势欲望，而应该尽力去认识宇宙的规律，倾听天地的声音，体会身心与宇宙相融的喜悦。

第三节　注重预防的治未病观

　　"治未病"是在中医药理论指导下形成的关于疾病预防、治疗和预后调护等方面的独特理念，是指导中医药临床实践的重要思维模式之一，也是"未雨绸缪""防患于未然"等中国智慧的体现。其目的是在疾病未发生之时预防其发生，在疾病已发生时积极应对，防止其影响的进一步扩大，在治疗疾病的过程中促进人体机能的恢复，防止疾病的反复。"治未病"重在预防的理念也是中医历代追求的目标。据记载，名医扁鹊及其两位兄长皆为医生，但当魏文侯问扁鹊"兄弟三人，谁的医术最好"时，扁鹊却回答："长兄医术最好，中兄次之，自己最差。"魏文侯问及原因，扁鹊说："长兄治病，是治于病未发之时，由于一般人不知道他能提前消除病因，所以他的名气无法传出去；二兄治病，是治于病情初起之时，一般人以为他只能治轻微的小病，所以他的名气只及于乡里；而自己是治于病情严重之时，所以都以为我的医术最高明，名气因此响遍天下。"可见，在扁鹊看来，高明的医术在于"见微知著""防微杜渐"，在于早期的预防和治疗。这即是"治未病"理念的重要体现。

《黄帝内经》就已经提出"圣人不治已病治未病，不治已乱治未乱"的思想，奠定了"治未病"理论基础。[1]不仅如此，《黄帝内经》还将"治病"与"治世"置于同等重要的地位，这既体现了医学一途虽为治病除疾，但其意义不亚于扶正驱害、维护稳定的治世之能，同时也体现出中医学的理念来源于实践之上的系统认知，是对人体生命活动以及与其相关的环境、社会、心理等因素整体性的认识。中医学"治未病"思想要求积极预防疾病，重视身体的调护和养摄，要求对生命全周期、全方位进行维护和保障，这不仅是医学发展的方向，同时也是人类卫生健康命运共同体建设的需求，也是满足人们对美好生活向往的必要措施。《黄帝内经》开篇即指出人体生命的总体发展规律，并指导我们如何在未病时通过一系列的方法来预防疾病的发生，传授我们如何通过日常的保健调养以达到健康（形神一体）目的。

要达到"治未病"的要求，就需要在疾病预防、防止传变等方面全程性、整体性、灵活性地采用相应的方法。在"治未病"方法上，中医学时刻体现其关于人体

---

① 郭霞珍，王键.中医基础理论专论［M］.北京：人民卫生出版社，2018.

自身、人体与自然环境等因地域、气候等空间与时间不同而相互影响的独到认识和理念，同时也指导人们在日常生活中把握"平人"，进一步在"平人"的基础上，知晓自身体质、疾病等的偏颇与不同，这也是中国传统思想"中庸""和"的体现。比如，可根据体质的状态、疾病的不同等，在不同时间段，选择适合的食疗、导引等方法，例如药膳的制作与服用，在夏至节气的"三伏贴"、冬至节气的"三九贴"。根据人体规律的时间特性，中医提出按照脏腑经脉时辰进行日常作息，例如中国传统子午觉的调养理念。

第四节　辨证论治的治疗观

"辨证论治"是中医学重要的特征和精髓之一，是中医诊治疾病的重要思维模式。其目的在于准确地指导临床医生做出诊断和辨别，包括对疾病的诊断和对人体在疾病影响之下状态的诊断，进一步提出相应的治疗方案和方法。无论是现代医学还是传统医学，无论是西医药学还是中医药学，在面对疾病时，诊断都是治疗的前提，尤其是对于复杂性疾病，在疾病分类基础上的精确诊治是获得最佳疗效的重要环节。中医学擅长根据自己独特的理论体系，通过望、闻、问、切的手段将患者当下的疾病症状、体征等信息，以及患者对疾病的反应状态等，进行分类、综合、归纳等，得出"证"；针对"证"来确定治疗的原则和方法，为患者提供药物或（和）非药物疗法，以起到治疗疾病的作用。这就是中医的"辨证论治"。这是中医学区别于现代医学重要的地方之一，也被很多中医学家称为中医学的"精髓"之一。简明言之，"辨证论治"就是对疾病进行分类认识、辨别，提出治疗方案，实施具体治疗措施的过程，是中医个体化、精准化诊治疾病的方法。东汉时期著名医学家张仲景在其著作《伤寒杂病论》中提出了"辨证论治"的思想，后经过不同时代医学家的发展和补充，至 20 世纪 50 年代，著名中医学家任应秋先生正式提出了"辨证论治"的概念[1]。

　　辨证与论治是紧密联系的整体，辨证是论治的前提，

---

[1] 任应秋.中医的辨证论治的体系［J］.中医杂志，1955（4）：19–21.

论治是辨证的结果。要达到良好的临床疗效，准确的辨证是至关重要的。一般而言，中医临床工作者通过望、闻、问、切的四诊过程，将被诊者的临床信息按照一定的指导理论和方法进行整理、归类、总结，得出"证"的诊断。这些理论和方法目前主要可以分为脏腑、六经、卫气营血、经络、三焦等。虽然有不同的辨证方法，但是所获得的对疾病当下状态"证"的诊断，主要是对疾病表现或者发生部位、疾病寒热虚实属性、正气与邪气斗争强弱等进行确立。

就四诊而言，首先是望诊。望诊，顾名思义，就是观察被诊者精神与神志状态、身体皮肤颜色与光泽、外形与活动状态、整体状态等的不同与异常，中医将其总称为神、色、形、态四个方面。其中"神"的观察是最重要的，有"得神者昌，失神者亡"的记载。闻诊是第二个诊察方法。"闻"在中文之中，主要有两种意思，一种是听，另一种是闻气味。因此，闻诊就是利用耳、鼻两个器官来感知被诊者的声音、气味等变化。闻声主要是根据被诊者声音的强弱、高低等辨别其体质、疾病等的强弱与虚实，闻味主要是根据被诊者所发出的气味和其排泄物、分泌物等的气味来确定其体质、疾病的寒热虚实属性。问诊是第三种方法，主要是通过询问被诊者的临床不适情况来确定"证"的不同定位、寒热虚实属性等。询问的内容，最具代表性的应属"十问歌"。"十问歌"最早见于明代医家张景岳所编的《十问篇》，后经过清代医家陈修园的修改整理，而沿用至今，即"一问寒热二问汗，三问头身四问便，五问饮食六问胸，七聋八渴俱当辨，九问旧病十问因，再兼服药参机变，妇人尤必问经期，迟速闭崩皆可见，再添片语告儿科，天花麻疹全占验"。第四个是切诊，切也有两层意思，一是通过感知动脉搏动的位置，动脉在诊者手指下的形态、搏动的节律及快慢、搏动来去的趋势等来确定被诊者的体质状态和疾病的部位、寒热虚实、发展趋势等信息。另一种与现代医学触诊所类似，主要是触摸和按压被诊者的皮肤、肢体等感知整体的寒热、虚实等信息。虽然不同的中医临床工作者在辨证过程中对四诊的把握和侧重有所不同，但一般而言，四诊方法缺一不可，都非常重要。将通过四诊得来的信息综合分析并指导辨证是临床的关键，也即是"四诊合参"。

要治疗疾病，就要在"辨证"的基础上，选择相适应的方法进行治疗，论治是辨证的归结点，也是临床疗效发挥的关键环节之一。在论治方面，中医诊治、预防疾病等，主要采用药物疗法与非药物疗法。在药物疗法方面，可以选择植物类、动物类、矿物类、人工合成类等药物进行处方。在开具处方时，要在"辨证"的基础上，按照"证"来确立相应的治疗原则和治疗方法，进而选择经典方剂，或者自拟方剂、经验方剂等，具体用药途径，可以选择口服、外用（包括艾灸）、灌肠、药浴等。在非药物疗法方面，主要有针刺、刮痧、推拿、导引、情志疗法等。

"证"是对疾病阶段性的总结和认识，"病"是疾病过程性的概括①，"辨证论治"虽然是中医学的重要特征，但中医学同时也注重"辨病"，病与证在中医学诊治疾病过程中始终处于共同整体的地位。中医学坚持将"辨证"与"辨病"相结合，达到对疾病整体性、阶段性的全局认知和把握，发挥药物最佳的疗效，以最优的诊治方案服务于人类健康。

---

① 孙广仁.中医基础理论［M］.北京：中国中医药出版社，2017.

第五节　独特的经络气血学说

新陈代谢是所有生命体的共同特征，生命延续需要时刻进行能量、物质、信息等的转换和利用。人体作为一个复杂的生命系统，同样也在时刻进行这样的过程，这一过程停止，则意味着生命的终结。现代医学对人体的认识，可以归结为组成结构、构成物质、信息转换与控制、能量代谢等方面，并将人体分为循环、呼吸、泌尿、内分泌、神经、消化、运动、生殖等系统，这些系统共同构成人体大的复杂系统。与之类似，中医学也将人体分为脏腑、经络、气、血、津、液等小的系统，并将组成人体的皮肤、毛发、器官、精神状态等按照外在的表现，归属于相应的脏腑、经络之中，再由这些小的系统相互联系，共同构成人体大的复杂系统。这其中，最为神秘的，莫过于经络、气血，尤其是经络系统，是无数中外研究者困惑和感兴趣的领域。

经络是中医学具有独特性的理论之一，是中医在观察总结天文、地理等自然规律，进一步推究人体而逐渐形成的系统性理论，也是中医认识人体自身相互关系的模式之一。中医学认为，经络是人体气血运行的通道，是人体各同类属性组成部分（例如心与小肠、肝与胆、肺与大肠、肾与膀胱等）相互联系、传递信息的媒介和载体，同时也是津液、气血等代谢的通路，亦是人体远近部位相互联系、脏腑与官窍、脏腑与脏腑相互联系现象的理论解释①。

经络系统理论的形成，经历了发现经络现象、潮汐往复、循环联系的过程②：在第一阶段主要是现象的观察和经验的积累；第二阶段主要是在潮汐说的影响之下，提出经脉、络脉等的不同；第三阶段是气血循环的建立。

经络是经脉和络脉的总称，中医学按照经络的大小，将主干称为经脉（例如十二经脉等），将支流称为络脉（如孙络、浮络等）。其中，经脉包括十二经脉和奇经八脉。十二经脉对称地分布于人体左右，各自循行于四肢内外、胸背头面等部位，每一条经脉又可隶属于一脏或者一腑。十二经脉可以按照三阴三阳（循行的位置）的分类、不同脏腑的隶属、起止部位等确定相应名称，例如手太阴肺经，起胸中而止于手，主要循行于上肢内侧前缘，隶属于肺，因此称之为手太阴肺经，诸如此类。对于既不直属

① 孙广仁.中医基础理论［M］.北京：中国中医药出版社，2019.

② 黄龙祥.经脉理论还原与重构大纲［M］.北京：人民卫生出版社，2016.

脏腑，又无表里配合的经脉，则称之为"奇经八脉"，主要功能是对十二经脉的气血运行起着溢蓄、调节作用。例如督脉、任脉只有一条，循行于人体后背、前面正中等。十二经脉与奇经八脉的关系，好比江河与湖泊的关系，十二经脉为江河，奇经八脉为湖泊，两者相互补充，相互调节。络脉可分为十五别络（别络有本经别走邻经之意，共有15支，包括十二经脉在四肢各分出的络，躯干部的任脉络、督脉络及脾之大络。十五别络的功能是加强表里阴阳两经的联系与调节作用）、孙络（络脉中最细小的分支）、浮络（浮行于浅表部位而常浮现的络脉）。在生理上，经络是人体气血、津液等物质基础代谢运行的通道，是人体脏腑、内外等相互联系的媒介。经络是疾病传变的通路，也是疾病向愈的基础。在病理上，经络阻滞是疾病产生的重要环节。在诊治上，经络是疾病诊断、辨证分类的依据，也是治疗疾病的靶点，可采用相应的药物、针灸、导引、按摩、推拿等治疗。在预防上，经络是疾病预防、提高生活质量的关键。

与经络理论一样，气血理论也是中医学具有独特性的理论之一。气是人体功能的体现，也是功能发挥的动力；血为血液，是人体重要的组成部分，也是气的载体。气来源于中国古代对于自然、气候、天文等变化认识的总结和升华，也是中国古代哲学的重要论点。在医学方面，气主要是人体功能活动动力、活动状态、活动基础等的概括。气的生成与五脏六腑皆有关系，但主要与肺脾肾相关；其功能的正常发挥，与肝肺、脾胃等升降相关。根据气所在部位与发挥作用的不同，有脏腑之气、营卫之气、经络之气等不同，但本质是一致的，只是身份、功能属性不同而已。血的生成，与中医脾、肝、肾、心等密切相关，运行与心、脾、肝等相关。但是与气类似，无论名称所异，本质是一致的，只是所谓部位、发挥功能的不同而已。

在气血关系中，气血互为生成的前提，气可以生血，也可以行血、统血，故中医有"气为血帅""血为气母"的观点。在病理方面，气血功能的异常，是疾病发生的重要原因。因此在防治方面，气血的调节和护理，是中医学防治疾病、延年益寿、增强体质等的重要内容，有"血气者，人之神，不可不谨养"的记载。

气血理论是中医学阐释疾病发生、进展、转归的核心理论之一，亦是预防、治疗疾病的关键之一。气血功能的异常，如气虚、气滞、气逆、气陷、血虚、血瘀以及气血相互关系的异常等，皆可以导致疾病的发生。在治疗方面，有益气补血、益气活血、理气、养血等针对气血及其关系的治法、方剂等。

保持气血功能的正常发挥和经络之中气血运行的正常，也是中医学在预防疾病、疾病调护过程中的重要着眼点和落脚点。

第六节　中医的情志学说

西晋时期陈寿所著的《三国志》一书中，记载这样一则故事：有一位郡守生病了，请名医华佗来诊治。华佗认为此人发一次大怒，病就会好。于是华佗多次接受这位郡守的财物却并不给他治病。没有多久，华佗不辞而别，还留下书信辱骂他。郡守怒火冲天，派人追杀华佗。郡守的儿子知道华佗是故意让郡守发怒，嘱咐人不要去追杀华佗。郡守非常生气恼怒，随后呕吐几升黑色的血，病却好了。在这则医案中，华佗就是运用中医的情志学说治好了郡守的疾病。

情志是中医学对情绪包括情感的特有称谓，中医情志学说是研究情志在生命活动和疾病过程中的作用及其规律的一门学说。[①]"情"是指"七情",即喜、怒、忧、思、悲、恐、惊等七种正常的情志活动,是人的精神意识对外界事物的反应。七情分属于五脏,以喜、怒、思、悲、恐为代表,称为"五志"。

情志是人对客观事物的不同反应,在正常的活动范围内,一般不会使人致病。只有情志刺激突然强烈或长期持久,超过人体本身的正常生理活动范围,使人体气机紊乱,脏腑阴阳气血失调,才会导致疾病的发生。例如,凡遇事愤懑或事不遂意而产生暴怒,则会导致肝气疏泄太过,气机上逆,可见头晕头痛、面红耳鸣等病症;喜乐无极,超过正常限度,使心气涣散,神不守舍,出现乏力、疲倦、注意力不集中等症状;若悲伤太过,则耗伤肺气,使意志消沉,可见气短胸闷、精神萎靡不振和懒惰等症状;若思虑太过,则容易导致脾胃气机郁结不通,可见食欲减退、胃胀腹胀、体重减轻等;长期恐惧或突然意外惊恐,皆能导致肾气受损,可见大小便失禁、腰膝酸软等症。

---

① 乔明琦,张惠云.中医情志学[M].北京:人民卫生出版社,2009.

情志不仅可以引起多种疾病的发生，而且对疾病的发展有重要影响，它可促进病情的好转或恶化。如高血压患者，若遇恼怒，可使肝脏的阳气一时暴张，气血并走于上，眩晕、站立不稳，甚则突然神志不清、半身不遂、口眼歪斜，发为中风。

《素问》运用五行学说，将人体的脏象、情志与五行相配，归纳为怒属肝木、喜属心火、思属脾土、忧属肺金、恐属肾水。根据五行相克原理，人的情志活动也存在着相克的关系，主张用一种情志去纠正相应所胜的另一种不良情志。情志相胜的一般规律是：恐胜喜、喜胜悲、悲胜怒、怒胜思、思胜恐。正如《素问·阴阳应象大论》说："怒伤肝，悲胜怒……喜伤心，恐胜喜……思伤脾，怒胜思……忧伤肺，喜胜忧……恐伤肾，思胜恐。"中医运用情志相胜法，在正常的情况下制造一种氛围，使患者被压抑的情感得到充分的宣泄。也正是因为中国人这种独特的五行学说，使得情志相胜心理疗法在中国历代流传，形成独具特色的中国古代心理疗法。[1]

---

[1] 王庆其，周国琪.黄帝内经百年研究大成［M］.上海：上海科学技术出版社，2018.

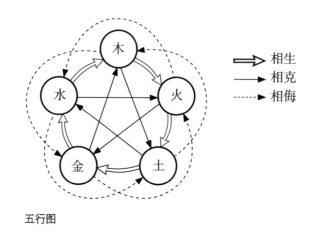

五行图

　　金朝时期的名医张子和，善用情志相胜法诊治疾病。他在《儒门事亲》一书中记载：息城司侯听说其父亲死于兵乱，悲伤痛哭之后，便感觉胃脘胀满，像胃里装着一个茶杯般疼痛难忍，吃了其他医生开的药，但并没有效果。息城司侯害怕针刺，也没有办法接受针刺治疗，所以求治于张子和。张子和在病人身边模仿巫医的举止神态，以巫医的语气说了很多不着边际的话，逗得司侯大笑不已。几天后，息城司侯的病症就消失了。张子和巧妙地采用"喜胜悲"的情志相胜法，治好了息城司侯因悲痛造成的胃痛。

　　在养生保健方面，中医认为可以通过"修心养性"，保持平和安静的神志，就不会生病。如《素问·上古天真论》说:"恬淡虚无,真气从之,精神内守,病安从来。"养性不仅可以调节情志,还可改善气质,优化性格,增强自身的心理调控能力,促进健康长寿。

第七节　安全有效的外治法

西汉司马迁在《史记》中记载了这样一则故事:西汉皇室成员菑川王,因沐浴没有擦干就去睡觉,引发了一种名为"蹶"的疾病,召名医淳于意前去诊疗。淳于意诊脉后,认为是热邪逆侵上部造成了头疼身热、心情烦闷。淳于意用冷水拍在菑川王的头上,并针刺菑川王的足阳明经脉口(约是冲阳穴[①]),左右各刺了三穴,症状很快就缓解了。这则故事中,淳于意运用冷水外敷配合针刺的外治法,很快治愈了菑川王的"蹶"病,充分体现了中医外治法的简单便捷与安全有效。

外治法泛指除口服药物以外,施于体表或从体外进行

---

① 黄龙祥. 从《五十二病方》"灸其泰阴、泰阳"谈起——十二"经脉穴"源流考 [J]. 中医杂志, 1994(3):152-153.

治疗的方法，①一般包括砭石、灸法、针刺、温熨、推拿、按摩等。

外治法在我国具有悠久的历史。早在新石器时代，古人即发明了砭石疗法。砭石指一种楔形石块，是我国最古老的医疗工具，亦称针石、镵石、石针、砭针等，以砭刺患部，具有治疗各种疼痛和排脓放血的作用。②20世纪出土的河北藁城商墓中的砭镰、湖南石门皂市商代遗址的棒状石砭、河南郑州商代遗址的玉质剑状砭石等，皆是殷商时期的砭石实物。③

砭石起源于我国东部沿海一带，与神医扁鹊有一定的渊源。《素问·异法方宜论》记述说："东方之域……其病皆为痈疡，其治宜砭石，故砭石者，亦从东方来。"《圣济总录》引扁鹊之言："病在血脉者，治以砭石。"扁鹊是春秋战国时期我国齐鲁一带的名医。出土于山东的东汉画像石——扁鹊行针图，鲜明展现了针砭之术与扁鹊之间的关系。画面中，扁鹊被刻画成人首鸟身的形象，面对患者，一手持砭，一手诊脉，扬臂作预备刺入状。

---

① 李经纬，等.中医大辞典［M］.北京：人民卫生出版社，2005.
② 李经纬，等.中医大辞典［M］.北京：人民卫生出版社，2005.
③ 马继兴.针灸学通史［M］.长沙：湖南科学技术出版社，2011.

灸法是指用艾炷或艾条在体表穴位上烧灼、熏熨的方法，具有温通经脉、调和气血的作用，适合用于寒性病症。灸法的起源与我国北方地区有着一定的关系。灸法常用艾叶作为灸疗的原料，艾草有一些诸如"冰台""医草""灸草"等美称。砭石疗法与艾灸疗法是我国原始社会中应用最古老的外治疗法。①

"九针"（即针刺）疗法是在"砭石"疗法基础上产生的，指用金属制的针刺激体表穴位的方法，具有防治疾病、调整营卫气血的作用。②九针的起源与我国南方地区有着一定的关系。1985年在广西武鸣马头乡的考古工作中，于西周末年至春秋时的古墓（101号墓）出土了两枚精致的青铜针，研究人员考证认为是浅刺用的医疗用针。③广西武鸣青铜针灸针为迄今为止国内发现的年代最早的金属针灸针具，旁证了《素问》"九针从南方来"的历史记载④。1968年在河北满城西汉墓（中山靖王刘胜之墓，刘胜卒于公元前113年）中出土金针4支、银针5支。研究人

① 马继兴.针灸学通史［M］.长沙：湖南科学技术出版社，2011.
② 李经纬，等.中医大辞典［M］.北京：人民卫生出版社，2005.
③ 叶浓新.马头古墓出土铜针为医具论试证——兼论壮族先民的针灸疗法［J］.广西民族研究，1986（3）：102-107.
④ 钟以林，班秀文，黄瑾明.九针从南方来的实物例证——广西武鸣出土青铜针灸针初探［J］.广西中医药，1987（3）：33-36.

员认为这是西汉时期的医疗用具，充分反映了我国西汉时期的针刺医术水平。[1]

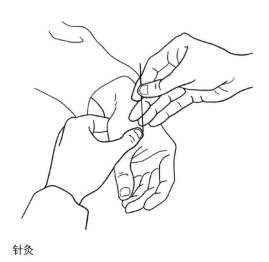

针灸

外治法种类繁多，其他就不一一详说。

外治法就是施行各种外治手段于人体体表局部或穴位，达到疏通经络、调和气血、活血化瘀等作用，使失去平衡的脏腑阴阳得以重新调整和改善，从而提高机体抗病能力。[2] 外治疗法具有操作简便、安全有效、应用范围广泛等特点，是中医学的一大宝库。

———————

[1] 钟依研.西汉刘胜墓出土的医疗器具［J］.考古，1972（3）：49-53+70.

[2] 朱坤福，祝蕾.中医外治疗法［M］.北京：中医古籍出版社，2019.

第八节　讲究配伍的内治法

"配"，有组织、搭配之义；"伍"，有队伍、序列之义。按照一定的原则与方法运用药物的组合过程，中医学称之为"配伍"。世界上的大部分国家，在组织结构上，多设置元首以代表国家主持内外事务，并设置"总理"负责统领政府的行政工作，以及在各领域设置部长、司长、处长等负责特定范畴内的工作。如此责权分明、上下协调，社会才能和谐稳定，人民方可和乐安康。中医在组方遣药时，亦如是讲究配伍，以做到主次分明，全面兼顾，提高疗效。

药物的功用各有所长，也各有所短，只有通过合理的组织，调其偏性，制其毒性，增强或改变原有功能，消除或缓解对人体不利的因素，才能使各具特性的群药组合成一个新的有机整体。

在距今 2000 年之久的春秋战国时代，中医已开始探索使用配伍方法，按照病情需要和药物性能，有选择地将两种以上的药物合在一起应用。1977 年在安徽阜阳双古堆第二代汝阴侯夏侯灶（？—公元前 165 年）墓出土的汉简《万物》（成书时间约在春秋战国时期，抄写年代是西汉初年），已记载配伍用药的经验，如"已癃以石韦与燕矢也""为毋忘畱（芝）与阑（兰）也""理石、朱（茱）臾（萸）可以损劳也"，即石韦与燕矢同用可以治疗癃病；灵芝与兰同用，可以防治健忘；理石与吴茱萸同用，可以抗疲劳。人们已认识到以一定的方法将两味药合用，其疗效远大于单味药。1973年冬在湖南长沙马王堆三号西汉古墓（墓葬年代为公元前168年）出土的《五十二病方》，属西汉早期医方文献。除含巫祝方及残方，较为完整的药方189首，其中复方79首[①]。例如，治"疽"病方之一，使用白蔹、黄芪、芍药、桂、姜、椒、茱萸7味药，根据疽病的不同类型，加大主药的剂量，提出"骨疽倍白蔹，肉疽倍黄芪，肾疽倍芍药，其余各一"。可见在西汉早期，中医学已创制出配伍复杂的药方。

配伍的基本形式，是"君臣佐使"。早在《素问·至真要大论》就已经提出"主病之谓君，佐君之谓臣，应臣之谓使"的"君臣佐使"理论。

君药是针对疾病起主要治疗作用的药物，一个药方中药物不必要都有，但君药不可缺。臣药是辅助君药加强

---

① 马继兴.中国出土古医书考释与研究［M］.上海：上海科学技术出版社，2015.

治疗主病或主证作用的药物，或针对重要的兼病或兼证起主要治疗作用的药物。佐药是配合君药、臣药加强治疗作用，或直接治疗次要兼证的药物，或用以消除或减弱君药、臣药的毒性，或能制约君药、臣药峻烈之性的药物。使药是能引领方中诸药至特定病所的药物，或调和方中诸药作用的药物。

人与人之间的交往，存在着各式各样的关系，如亲密、友善、畏惧、仇恨等。药与药之间也有类似的关系，古人总结有"单行、相须、相使、相畏、相恶、相反、相杀"等7种药与药之间的关系，称之为"七情"。

单行是单用一味药来治疗疾病。例如，用一味马齿苋治疗痢疾，独参汤单用一味人参大补元气、治疗虚脱等。相须是功用相类似的药物，配合应用后可以起到协同作用，加强药物的疗效。例如，石膏、知母都能清热泻火，配合应用作用更强；大黄、芒硝都能泻下通便，配用后作用更为明显等。相使是用一种药物作为主药，配合其他药物来提高主药的功效。如脾虚水肿，用黄芪配合茯苓，可加强益气健脾利水的作用；胃火牙痛，用石膏清胃火，再配合牛膝引火下行，可促使胃火牙痛更快地消除等。相畏是一种药物的毒性或其他有害作用能被另一种药物抑制或消除。如生半夏有毒性，可以用生姜来消除它的毒性。相恶是两种药配合应用以后，一种药可以减弱另一种药物的药效。如人参虽能大补元气，但若配合莱菔子同用，就会损失或减弱补气的功能等。相反是两种药物配合应用后，可能发生剧烈的副作用。相杀是一种药能消除另一种药物的毒性反应。如防风能解砒霜毒、绿豆能减轻巴豆毒性等。

相须、相使，属于药物之间"亲密或友善"的关系，可以使药物更好地发挥疗效，一般用药"当用相须、相使者良"。相畏、相杀是药物相互"畏惧"的关系，是临床使用毒性药物或具有副作用药物时要加以注意的，"若有毒宜制，可用相畏、相杀者"。相恶、相反是药物相互"仇恨"的关系，是临床用药必须注意禁忌的配伍情况，所以"勿用相恶、相反者"。

组方遣药讲究"配伍"，是中医内治法的标志之一。在春秋战国时期，中医即已产生配伍的实践。西汉时期，已配伍组合出复杂的药方。"君臣佐使"配伍基本形式的提出与"七情"配伍的总结，标志着中医配伍理论的成熟。

第三章

防疫抗疫的生力军

"疫病"（传染病）是对人类健康和生命摧残最严重的一类疾病，在人类历史上，疫病造成的创伤超出了所有战争的总和。在中国，疫病流行与防治斗争，几乎与中华文明同步。中国人凭借先人的经验积累与理论认识，与疫病展开了持续的斗争，积累了丰富的疫病防治经验与教训。

　　中医药抗疫，传承数千年的民族智慧。中医药的发展史可以说是一部与传染病的斗争史。中医药在应对伤寒、天花、乙脑、疟疾、非典、新冠肺炎等重大疫病中，发挥其独特优势，传承精华，守正创新，为守护人民生命安全和身体健康发挥了重要作用，为中华民族的繁衍昌盛做出了重要贡献。

第一节 中医药抗疫，传承数千年民族智慧

一、中医抗疫的哲学智慧——"免疫思维"的诞生

《黄帝内经》中有一段关于疫病的对话。黄帝曰："余闻五疫之至，皆相染易，无问大小，病状相似，不施救疗，如何可得不相移易者？"岐伯曰："不相染者，正气存内，邪不可干，避其毒气。"《黄帝内经》已经认识到传染病"皆相染易"的特点，提出了"正气存内，邪不可干"的观点，强调正气充足是防疫的关键因素[①]。"正气存内，邪不可干"凝聚着人类战胜疾病，尤其是疫病的哲学智慧，成为中医学指导人民战胜疫病、护佑健康的指导思想。[②]

"正气"可理解为保护我们人体的自身"免疫力"，是人体的内在因素。不同的人，正气也是有强有弱的，这与体质有关，因此即使同样受到邪气的攻击，却不一定都患有疾病。"邪气"为外因，是发病的重要条件。在正气与邪气的斗争中，外因邪气侵袭人体，损伤人体，正气对

---

① 邓铁涛．中国防疫史［M］．南宁：广西科学技术出版社，2006．
② 严家凤．中医"正气存内，邪不可干"的防疫思维释义［J］．医学与哲学，2022，43（1）：63-66．

抗邪气，发挥抵御、免疫、修复、调节等作用，"正能胜邪"，恢复阴阳平衡；相反，若"邪胜正负"，则发病。

"正气"的内涵，包含身体与精神两个方面。中医历来重视身、心的相互作用，提倡尽量少做有损于身心健康的事情，同时强调邪气的外因作用，即便身体健康，仍然要慎避"虚邪贼风"，以免伤到正气，无法抵御外邪。《灵枢·百病始生》："风雨寒热，不得虚，邪不能独伤人。卒然逢疾风暴雨而不病者，盖无虚，故邪不能独伤人。此必因虚邪之风，与其身形，两虚相得，乃客其形。"所谓的"两虚"，其意为外有"虚邪"，内有"正虚"，内外因素相结合，便会影响身体。

"治未病"思想是中医学理论中重要的组成部分，是中医文化的精髓，起源于远古时期，来源于日常生活实践。人类在与疾病或与外界作斗争时，趋利避害，进而产生"防"的概念。汉末魏晋时期瘟疫流行，东晋医家葛洪，从小喜欢读有关医药、保健和炼丹制药的书，结合各种验方和医药知识，写成我国第一部临床急救手册《肘后备急方》，书中记载了一种用狂犬脑浆覆在伤处以治疗狂犬病的方法，被认为是我国免疫思想的萌芽①。早在唐代，孙思邈就用"接种"的方法治疗疮疖，他用小刀刺破疮疖周围的皮肤，然后将疮疖产生的脓汁接种在刺伤处②。按中医理论，疮疖乃风湿热毒引起，孙思邈采用接种其脓汁的方法治疗疮疖，获得预防多发疖病的免疫效果，是一种"以毒攻毒"免疫思想指导下的实践。种痘预防天花，其原理与孙思邈以接种法治疗疮疖是一样的。中国最早预防天花的方法是让未曾发痘的小儿穿天花患儿的内衣，或以棉花裹痘浆或痘痂末塞入鼻中，而后又改为在胳膊上种痘。这种方法不是躲避天花病毒，而是主动接种天花病毒，使接种者出一次轻微天花而获得免疫，带有免疫预防的性质，是从"未病先防"的角度防治天花。

由此可见，中医防疫之法，多求于人体内部，从巩固、增强人体正气的角度来防治疾病。

---

① 雷霆，古诗琴，刘绪银，胡方林.浅析葛洪对瘟疫的防治［J］.湖南中医杂志，2021，37（5）：128-129.

② 宋正海，孙关龙.中国传统文化与现代科学技术［M］.杭州：浙江教育出版社.1999.

二、古代有效防疫措施

在历史的长河中，疫病无时无刻不在威胁着人类的身体健康和生命安全，历代政府和医家积累了很多抗疫措施，也成为常见的有效手段。

（一）设置医局，遣使颁药

古代的人们早就意识到疫病对社会造成的危害，因此建立专门的医疗机构，处理疫情发生后派遣医药的工作。如宋代设立翰林医官院，设置太医局、惠民局、方剂局等专门机构，主管政府的医学教育和药材经营。在疫病流行期间，这些机构由政府调遣，到民间散发药品，治疗疾病。《宋史》记载，宋皇祐元年（1049年）二月，河北地区发生疫情，皇帝亲自颁药防疫。《明实录》记载，明嘉靖皇帝亲制《济疫小饮子方》颁行。

（二）隔离疾患，切断传播

自古以来就有对传染病病人进行隔离以切断传播途径的重要措施。宋代开始出现大量的官办养病机构，对隔离病患起到了十分重要的作用。比如，设立"安乐坊"，后又更名"安济坊"，由中央政府视疫情分拨经费，由地方政府采购药物，招募僧人照料病患。"安济坊"中，病人以病情轻重分区居住，"以防渐染"。清代为防止天花流行，曾设立专门的"避痘所"①，为诸皇子建立隔离带。如康熙幼年，大约从 3 岁到 5 岁，为防天花，被隔离在福佑宫，3 年不能与父母见面。《清世祖章皇帝实录》记载，顺治六年（1649 年）正月，"上避痘，免朝贺"。

（三）重视"消毒"，防邪入侵

"消毒"被作为防止邪气入侵的重要措施之一②。明代医学著作《景岳全书》就强调饮食卫生在疫病预防中的重要性，记载用"福建茶饼"进行口腔消毒，以防病从口入。明代《本草纲目》中有诸多关于疫病预防的论述，如药浴处方"白茅香、茅香、兰草并煮汤浴，辟疫气"；或用沉香、蜜香、檀香"一并烧之辟疫"；疫气流行之时，可于房内焚烧苍术、艾叶、白芷、丁香、硫黄等药，以进行空气消毒辟秽。

（四）普及医学，祈祷安民

宋仁宗时，中央设立了专门负责搜集、整理、考证、

---

① 王秀莲.古今瘟疫与中医防治［M］.北京：中国中医药出版社，2010.
② 洪丕谟.三千年中医妙谈［M］.西安：陕西人民出版社，2008.

校勘医学书籍的校正医书局，推动了宋朝医学知识的普及。北宋末年，政府颁布了《圣济总录》和《和剂局方》，作为当时设立的官药局配药的依据。后经不断的修订和增补，在南宋时，《和剂局方》改为《太平惠民和剂局方》，颁行于各地。明清以后，随着医疗知识的不断推广，研究疫病的医家和医籍明显增多，医疗治病的观念在民间得到广泛的传播。

（五）政府殓葬，实行检疫

古代政府及时掩埋尸体，防止疫病蔓延。宋代，掩埋尸体是疫病暴发时的重要措施，在一定程度上控制了疫情的扩散蔓延。

清末，古代政府在防疫中已开始实行检疫措施。在清宣统二年（1910 年），东北鼠疫传播到北京，清政府采取对来自疫区人员实行检验后方准入城的措施。

三、伤寒温病学说的贡献

据考证，在中华民族历史长河中，有文字记载的疫病共有 500 余次 ①，中医药在一次又一次抗击疫病的过程中逐渐形成了较完整的学术体系，其中对后世医学影响最大的就是伤寒学说和温病学说。

（一）张仲景与《伤寒杂病论》

东汉末年，社会动荡不安，疫病肆虐不断，许多人因此丧命。面对如此悲惨的景象，张仲景内心十分悲痛，于是他潜心研究，最终编纂了《伤寒杂病论》。现今流传的《伤寒论》和《金匮要略》，实际上是后人在《伤寒杂病论》基础上分编而成的，前者专门讨论"伤寒"病，后者主要论述内伤杂病。

毫无疑问，《伤寒杂病论》是一本集秦汉以来的中医药理论之大成，并广泛应用于医疗实践的专著，完善了中医学的诊断与治疗系统，对后世伤寒学说产生了深远的影响。

首先，《伤寒杂病论》开创的"辨证论治"是后世中医治病的基本思维准则。辨证论治以临床症状为依据，根据邪气与正气相争所表现的证候综合分析，而不是依赖于

---

① 张志斌.中国古代疫病流行年表［M］.福州：福建科学技术出版社，2007.

病原学，因此，对突发性疫病更能及时发挥作用。其次，伤寒学说对"扶正祛邪"治则的运用，为后世中医治疗疫病提供了典范。《伤寒论》把"扶阳气，保胃气，存津液"等作为扶正气的治疗原则与方法，而"汗、吐、下"等祛邪方法的应用也为后世提供示范。最后，《伤寒杂病论》所创立的方剂，为后世抗疫提供了强大的武器。书中共载方剂269首，历经中华民族千年的临床实践，至今依然广泛应用于疫病的治疗之中，在后世疫病流行时总能发挥出惊人疗效，成为抗击疫病的法宝。比如，1956年河北石家庄等地用白虎汤等治疗乙型脑炎产生了显著的疗效，在中国抗击新冠肺炎疫情中广泛使用的"清肺排毒汤"便由《伤寒杂病论》中的方剂所组成。

（二）明清时期的温病学说

明清时期，由于气候、战争等因素的影响，瘟疫的流行更为严重，鼠疫、霍乱等疫病在全国流行，对医学界提出了严峻的挑战。此时，中医对疫病的研究也出现了重大突破，中医治疗疫病的另一理论体系——温病学说逐渐登上历史舞台。

明末医家吴又可，在疫病流行期间积累了丰富的经验，著成《温疫论》公之于世。《温疫论》首次提出与传统伤寒学说不同的"温疫"病名及"邪伏膜原"的病机理论，讲明了"温疫"的发病机理，并拟定了达原饮等方剂，开了温病学说的先河。吴又可认为，疫病的发生是因为感染了一种"杂气"，而杂气是一种从人体口鼻而入的客观存在的物质，具有强烈的传染性，只要人们相互接触就有传染的可能。这被后人称为"杂气论"。

至清代中期，叶天士、薛生白、吴鞠通、王孟英对温病学说进行了系统的阐释，形成了完备的温病辨证理论体系，故有人称他们为"温病四大家"。他们的著作详细介绍了温病的病因、病机、辨证及治疗，使后世学者对温病的治疗有法可循，极大促进了温病学说的发展和成熟。

从对疫病治疗的贡献上来看，清代温病学说的主要成就，可归纳为以下两个方面。第一，温病学说明确了伤寒与温病的概念。温病学说认为，温病与伤寒虽然都是外感邪气导致的疾病，但二者性质不同，疾病变化方式与治疗方法也大相径庭：伤寒伤害人的阳气，因此应当使用辛温、甘温、苦热的方法挽救阳气；而温病容易伤及人的阴津，因此应该使用辛凉、甘寒、甘咸的方法治疗。第二，温病学说确立了完备的温病辨证论治体系，即卫气营血辨证与三焦辨证。两种辨证方法分别将温病发展传变情况，分为卫分、气分、营分、血分四个阶段及上、中、下三焦，以此区分疾病发展过程中由浅入深、由轻至重的不同进展时期，并给出相对应的治疗措施。两大辨证体系，形成了温病学完备的理法方药系统，在中医治疗疫病的手段上弥补了伤寒学说的不足之处，使中医学治疗疫病有了系统的理论基础，并作为临床常用的重要辨证纲领沿用至今，广泛而有效地指导临床实践。

第二节　人痘术与天花

天花，古称"痘""痘疮"或"虏疮"，是一种由天花病毒引起的烈性传染病，具有传染性强、死亡率高的特点。天花病毒通过飞沫与接触传播，能在疮痂、尘土和被服中存活数月至一年半。因此，天花的暴发曾经被史学家称为"人类史上最大的种族屠杀"。中国在防治天花方面积累了不少经验，并逐渐发展出"人痘术"，为该病的最终消灭做出了贡献。

一、天花在中国的认知历史

天花的最早发现，是从 3000 多年前古埃及木乃伊身上的痘痕推断而来，但天花出现的实际时间要比这具木乃伊生活的年代更早。天花曾在全世界流行，横贯几个世纪。中国是具体何时开始流传天花，现已无从考证。但晋代葛洪所著的《肘后备急方》记载："此岁有病时行，仍发疮头面及身，须臾周匝，状如火疮，皆戴白浆，随决随生。不即治，剧者多死。……此疮从西东流，遍于海中，以建武中于南阳击虏所得，乃呼为虏疮。"据此，可以推断出东汉建武年间天花就已存在于中国。在晋代以前，天花的防治很大部分是靠信仰"痘神"，而葛洪在当时不仅突破迷信一说，还提出天花乃外邪"恶毒之气"引起，并首次提出了治疗的方药。

到唐宋时期，在历经了大量实践之后，我国医家对天花已有相当深刻的认识，许多医书中已有天花证候、诊治方法及预后的记载。一些医家运用清热解毒之法，也有些使用丸、散、汤药，试图找到征服天花之门径。例如我国古代医家曾主张服用葵菜、蒜、韭来预防和治疗天花，敦煌所藏药方中还有"兔皮疗豌豆疮方"，而这些仅能减轻病情，改善症状，却难以改变天花的预后。

二、中国人痘术的出现和推广

天花肆虐人类社会的僵局，直到人痘术的出现才被打破。从天花患者身上收集脓液或者痘痂，制成"种苗"，再接种至人的身上，从而使人体产生对天花病毒的抵抗力，这种方法就是人痘术。在唐朝，孙思邈将"豌豆疮"归在伤寒门类，作为时气热病论治，并以痘疮内取出汁液的方式，来施行人痘预防天花。清代医家朱纯嘏在《痘疹定论》中记载，宋代京城暴发天花，丞相王旦担心自己孩子也会感染，所以在他的小儿子王素出生时就召集医生询问预防的对策，当时一位四川医生告知，峨眉山有神医通晓种痘预防的方法，成功率很高，王旦听闻赶紧派人去请峨眉神医。随后神医来京，即于第二日给王素种痘，后十二日，所种的痘就已经结痂了。毋庸置疑的是在那个饱受天花折磨的时代，这种预防传染病的方法不仅仅是我国传统医学的一次伟大发明，更重要的是它给人类战胜天花带来了希望。

唐宋以后，专治天花的痘科名医更是层出不穷。明清时期，天花频发，经数代人经验积累，已形成了最初的 4 种种痘方法。清朝医家俞茂鲲在《痘疹金镜赋集解》中，记述明朝隆庆年间宁国府太平县有"种花者"。由此推断，人痘术在 16 世纪已经实施了。清代医家张琰晚年编纂的《种痘新书》，内容丰富，书中光治痘用药就有 249 种，基本用方 200 余方，影响很广。清代吴谦在《医宗金鉴》中将天花编入《幼科种痘心法要旨》卷，详细地阐明其病因病机，此书成为人痘术的标准教科书。

人痘术的发展与推广，得益于康熙皇帝所做出的贡献。在康熙十七年（1678 年），他得到改良后的人痘接种法，开始大力推广。到乾隆中期，人痘接种术已形成了一套完整的体系。之后，种痘术方法更加完备，逐渐走向世界。据清代俞正燮《癸巳存稿》记载：康熙时，俄罗斯遣人至中国学痘医。到 18 世纪，中国所发明的人痘接种术已传至欧洲大陆，为在世界范围内防治天花做出了极大贡献。

第三节　青蒿与疟疾

中国中医科学院终身研究员兼首席研究员屠呦呦借鉴古人用青蒿治疗疟疾的方法研发出"青蒿素"，因而在2015年获得诺贝尔生理学或医学奖。在抗疟药物研发道路上，默默耕耘了40多个春秋的屠呦呦，让"小草"青蒿成为举世闻名的"中国神草"，引发了人们对中国传统中草药的关注。

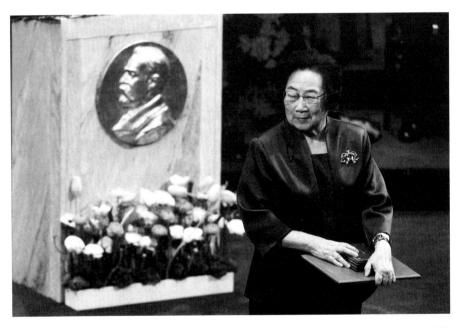

2015年12月10日，在2015年诺贝尔奖颁奖仪式上，中国科学家屠呦呦领取诺贝尔生理学或医学奖。

一、青蒿历史悠久

青蒿是一种有着悠久历史的中药，入药始载于湖南长沙马王堆三号汉墓（约公元前 168 年）出土文物帛书《五十二病方》中的牝痔方。中国最早的中药学著作、东汉时期结集成书的《神农本草经》中已提到，以草蒿为正名，以青蒿为别名①，此时尚无截疟的功效记载。现存最早关于青蒿截疟的文献是晋代《肘后备急方》。唐代以前，青蒿入药主要用于治暑热、外治疥疮等。

宋元明时期，青蒿进入了治疗急性热病的领域，也有了关于"治疟疾寒热"功效和使用的记载。宋代《太平圣惠方》中有青蒿散，主要用于"妇人骨蒸劳热，四肢烦疼"；《圣济总录》卷一六八中"青蒿汤"，主要用于小儿潮热。元代《丹溪心法》卷二中的"截疟青蒿丸"，主要用于治疗疟疾；明代《普济方》中有"青蒿散""祛疟神应丸"等的记载。

清代以来，随着温病学的发展，青蒿受到温热病学家普遍重视，并作为道地药材广泛应用。清代《温病条辨》

---

① 王乐. 本末源流论青蒿 [J]. 中国科技术语，2011，13（6）：46-48.

《本草备要》都有青蒿截疟的记载^①。

二、疟疾的前世今生

疟疾，典型的临床表现为周期性发冷、发热、出汗和肝脾肿大、贫血等，重症疟疾的症状凶险，常导致死亡。

中医药防治疟疾积累数千年经验，对疟疾之探讨由来已久。《周礼·天官·疾医》称："秋时有疟寒疾。"这说明当时已经掌握了疟疾的季节性流行规律。两晋隋唐时期，对疟疾的认识和治疗在《黄帝内经》和《伤寒杂病论》的基础上又有所增益，如《诸病源候论》对疟疾列有温疟、瘅疟、风疟、往来寒热疟、寒疟等。

目前，全球消除疟疾依然面临巨大挑战。2019 年，全球 87 个流行国家累计报告疟疾病例 2.29 亿，40.9 万人死于疟疾。^②疟疾曾是中国流行历史最久远、影响范围最广泛、危害最严重的传染病之一。据不完全统计，20 世纪 50 年代初，全国 1829 个县有疟疾流行，占当时全国总县

---

① 张小波，赵宇平，黄晓巍，等．青蒿道地药材研究综述［J］.中国中药杂志，2016，41（11）：2015–2018.

② World Health Organization．World malaria report 2020［R］.Geneva：WHO，2020：16.

数的 70% 以上。^①20 世纪 60 年代初和 70 年代初我国曾出现两次大范围暴发流行，最高峰在 1970 年，全国疟疾发病人数超过 2400 万。随着防治历程推进，我国疟疾防控和救治能力显著提升，疾病负担大幅度降低。我国自 2017 年起连续 4 年无本地感染病例报告，并于 2021 年 6 月 30 日正式获得世界卫生组织消除疟疾认证。

西方世界中，对于疟疾的研究也是一直没停下过脚步。1820 年，两位法国化学家从原产自南美洲秘鲁安第斯山区中的一种树皮中分离获得抗疟成分奎宁（金鸡纳霜）。1888 年，法国军医夏尔·路易斯·阿方索·拉韦朗在非洲疟疾患者血液的红细胞中发现疟原虫，后获得 1907 年诺贝尔奖。1934 年，德国科学家汉斯·安德萨格与同事在奎宁基础上合成氯喹。氯喹后来成为全球治疗疟疾的特效药物。但从 1960 年初开始，疟原虫对氯喹类药物出现抗药性，从东南亚、南美洲到非洲，疟疾肆虐全球，人们盼求新的抗疟药物。

---

① 汤林华. 我国疟疾防治研究成就 [J]. 中国寄生虫学与寄生虫病杂志，1999，17（5）：257–259.

三、青蒿在疟疾中的应用

疟疾是我国古代医籍中记载传染病最早最详的病种。《神农本草经》《肘后备急方》《千金要方》等记载了常山及其嫩枝叶（蜀漆）、青蒿和马鞭草等的截疟功效。

东晋葛洪所著的《肘后备急方》首次明言使用青蒿治疗疟疾。此后中医用青蒿治疟疾便多了起来，明代李时珍所著的《本草纲目》对青蒿功效的开发更多，除治疟疾外，还治痨病（肺结核）、刀伤、牙痛等。

古代中医认为常山治疗疟疾的效果优于青蒿，《肘后备急方》即称，"先发服（常山），无不断者"。《肘后备急方》中治疗疟疾有 32 种方子，其中 14 种使用到常山，而使用青蒿的仅 1 种。[①]青蒿虽然很早就被用于治疗疟疾，但还是在屠呦呦发现"青蒿素"后，才被充分利用并得到世界公认。

---

① 姚昆仑.我国古今治疗疟疾的探索（上）[J].中国科技奖励,2016（4）:75-79.

四、屠呦呦与青蒿素

20 世纪 70 年代，屠呦呦团队研发的青蒿素成为治疗疟疾的关键。在中医研究院中药研究所任研究实习员的屠呦呦于 1969 年接受了国家疟疾防治项目"523"办公室艰巨的抗疟研究任务。屠呦呦担任中药抗疟组组长，从此与中药抗疟结下了不解之缘。此时氯喹类药物出现抗药性，疟疾再次肆虐，屠呦呦的研究既紧迫又重要。

整理中医药典籍、走访名老中医，屠呦呦团队汇集了 640 余种治疗疟疾的中药单秘验方。受《肘后备急方》中"青蒿一握，以水二升渍，绞取汁，尽服之"可治"久疟"的启发，屠呦呦在研究治疗疟疾的药物时，将焦点锁定在青蒿。从植物青蒿里压出青蒿汁液，汁液里很可能含有"抗疟"的化学成分。

在青蒿提取物实验药效不稳定的情况下，屠呦呦发现《肘后备急方》中记述的青蒿抗疟法是通过"绞汁"，而不是传统的"水煎"，屠呦呦认为很可能是"高温"破坏了青蒿中的有效成分。据此，屠呦呦改用低沸点的溶剂乙醚来提取青蒿中的有效成分，结果显示青蒿提取物能大幅杀灭疟原虫，疗效优于氯喹。1972 年，屠呦呦团队成功分离出一种无色结晶，后将它命名为青蒿素。据世界卫生组织不完全统计，青蒿素作为一线抗疟药物，在全世界已挽救数百万人生命，近十年平均每年治疗患者数亿人。

正如屠呦呦所说，"中国医药学是一个伟大宝库，青蒿素正是从这一宝库中发掘出来的。未来我们要把青蒿素研发做透，把论文变成药，让药治得了病，让青蒿素更好地造福人类。"在发现青蒿素后，屠呦呦继续深入研究以青蒿素为核心的抗疟药物。2019年，屠呦呦研究团队经过多年攻坚，在青蒿素"抗疟机理研究""抗药性成因""调整治疗手段"等方面取得新突破，提出应对"青蒿素抗药性"难题的切实可行治疗方案，并在"青蒿素治疗红斑狼疮等适应征""传统中医药科研论著走出去"等方面取得新进展，获得世界卫生组织和国内外权威专家的高度认可。[①]

① 梁伟.屠呦呦：获诺贝尔奖的中国科学家［J］.中华儿女，2019（19）：32.

第四节 抗击乙脑大流行

1954 年夏，河北石家庄市天气炎热，连降暴雨之后更是水湿泛滥，蚊虫肆虐，乙脑疫情大暴发，同时又因缺乏有效的西医治疗手段，患者死亡率一度高达 50%。在这种情形下，以郭可明为首的中医治疗小组临危受命，参与乙脑一线救治，他们治疗了 34 名乙脑患者，其中半数以上为危重病例，最终患者全部康愈。这一成绩令人振奋，"石家庄经验"也得到推广和验证。然而，1956 年，当北京再次暴发乙脑时，"石家庄经验"却并未见效。此时，以著名中医学家蒲辅周为首的中医团队结合北京当时气候特点，调整治疗方案后再次取得卓著疗效。在这不断的实践与总结中，中医逐步成为抗击乙脑的主力军。

一、会传染的"大脑炎"

1950 年 8 月，北京、天津两地乙脑流行，北京共发现确诊和疑似病例 300 余人，死亡人数近百人；天津共发现患者 105 人，死亡 27 人，两地死亡率均接近 30%。乙脑到底是什么呢？它在我国民间被称为"大脑炎"，是一种主要由蚊子传播的烈性传染病。尤其是夏秋季雨水较多，空气潮湿，地面易积水，更有利于蚊子的生长繁殖，导致乙脑高发。患者往往会突发高热，并且神志不清，出现剧烈头痛、呕吐，甚至惊厥、抽搐，不仅死亡率高，即使存活也可能出现痴呆、偏瘫、记忆力或智力减退等后遗症①。可见此病给人民的生命健康造成了巨大威胁。

因北京、天津乙脑疫情严重，我国卫生部紧急召集军委卫生部等单位代表、专家共同研讨应急对策，于1950年9月1日发出《关于防治流行性脑炎的指示》，要求全国各地加强疫情报告，防止乙型脑炎继续流行。②针对乙脑的流行特点，一方面对患者进行免费隔离治疗，防止交叉感染；另一方面发动群众进行灭蚊工作，最大限度减少传播途径和传染源。

二、不惧艰难勇尝试

1952年，卫生部正式将乙脑同鼠疫、霍乱、天花等

---

① 邓铁涛. 中医防疫史［M］. 南宁：广西科学技术出版社，2006.
② 当代中国研究所. 中华人民共和国史编年（1950年卷）［M］. 北京：当代中国出版社，2006.

归为 22 种传染病之一，同时规定此后如有乙型脑炎发生，患者须全部入住医院进行隔离治疗。但在新中国成立初期，受部分偏激思想的影响，中医一度遭到诸多质疑和限制，甚至不被允许进入医院参与疾病的治疗。因此，在卫生部规定乙脑患者一律住院治疗后，中医失去了早期治疗乙脑的机会。

第二年，山东济南市乙脑疫情暴发，经过各种西医方法治疗后，效果并不理想，死亡率也非常高。在这种情形下，济南市卫生局紧急组织中医和西医共同抢救，并将乙脑患者分成中医中药组、西医西药组进行对照观察治疗。其中，中医中药组由吴少怀等 4 位中医负责，在中医理论指导下，几位中医悉心诊断和治疗，最终中医治疗组的患者全数治愈，为中医治疗乙脑交出了一份满意的答卷。然而令人惋惜的是，在当时的社会背景下，山东中医界的这一成绩并未引起注意。

三、中医治疗见成效

1954 年，毛泽东主席指示要重视中医、推动中西医结合，中医终于迎来大展拳脚的机会，可以进入医院参与传染病的诊治。也因此，在1954年河北石家庄市乙脑疫情暴发时，以郭可明为首的中医治疗小组才有机会参与乙脑的一线救治工作。

虽然中医古籍中没有"乙脑"这一病名，但郭可明等中医在诊疗中发现，乙脑发生于夏季，以发热为主症且具有强烈传染性，其特点符合温病中的"暑温"范畴。于是悉心研读清代温病学家余师愚所著《疫疹一得》中有关暑温的部分，大胆尝试，灵活施治，治法以解毒、清热、养阴为主，方剂以清瘟败毒饮、白虎汤为主方[①]。共治愈了包括轻型、重型和极重型的34名乙脑患者，其中半数以上为危重病例。按照郭可明的经验，1955年河北石家庄市又先后治疗了20名乙脑患者，治愈率达到了90%以上。

以上这些中医治疗乙脑的实例，说明中医药对乙脑是有确切效果的，但仍然遭到了一些质疑和否认，部分人甚至怀疑石家庄的中医治愈病例根本不是流行性乙型脑炎。面对这种质疑，1955年8月，卫生部派遣了调查组，实地考察中医治疗乙型脑炎的情况。调查组由卫生部部长助理郭子化负责，由北京中央人民医院、北京医院、北京市儿

---

① 郭子化.中医治疗流行性乙型脑炎的成就［J］.上海中医药杂志，1955（11）：1–2.

童医院及卫生部抽调的 2 名中医和 4 名西医组成。经过座谈、访问、听取汇报、临床观察等多种形式的深入考察，调查组在报告中明确指出：石家庄传染病医院中医治疗的 20 个病例，完全是流行性乙型脑炎患者，而且治疗效果是极高的[①]。

此后，河北卫生部门将石家庄市治疗乙脑的经验整理成册，出版了《流行性乙型脑炎中医治疗法》一书[②]。卫生部嘉奖了以郭可明为首的中医治疗小组，并将石家庄中医治疗乙脑的经验向全国推广。据汇总，各地采用"石家庄经验"治疗乙脑都取得了较好效果，北京市 1955 年中医治疗乙脑 49 例，死亡 4 例，治愈率为 91.84%；辽宁由中医治疗的 150 例乙脑病人，其中重型和极重型占了三分之二，但也达到了 96% 的治愈率。至此，中医药治疗乙脑的成效，正式得到了认可。

---

① 袁以群.流行性"乙型"脑炎中医的治疗记实［M］.北京：人民卫生出版社，1956.

② 马金生，李宁.20 世纪 50 年代中医治疗流行性乙型脑炎的历史省思［J］.历史教学（下半月），2020（11）：40-45.

四、辨证论治是根本

随着国家对中医药的重视及"石家庄经验"的推广，各地防治乙脑的效果得以提高。然而，1956 年 8 月，北京市再次暴发"乙脑"，当时北京市儿童医院采取郭可明的经验进行治疗，效果却不理想。这时中医药又一次受到了质疑，有些人认为中医药治疗"乙脑"或许根本行不通，中医"不灵了"。

在这种情况下，中医研究院抽调了包括著名中医蒲辅周在内的 10 多位经验丰富的医师组成乙脑治疗工作组，研究后发现：当年 8 月北京多雨潮湿，患者发病多夹湿邪，而石家庄乙脑多为暑温热盛，两地发病有"偏湿""偏热"的差异。此前石家庄病例中多为"偏热"，因此清热解毒大法取得了良好疗效。但是北京某些病例直接照搬石家庄经验的成方来进行治疗，未考虑季节气候变化，对"偏湿"的病人早早运用了清凉苦寒的药物，故效果不佳。于是蒲辅周等中医迅速根据辨证调整治疗方案，以宣化利湿、芳香透窍的药物为主进行治疗，最终使不少危重病人转危为安。[①]

包括蒲辅周在内的中医治疗组再次证实了中医治疗乙脑的确切疗效，有效地回应了先前的质疑。此次经验告诉我们，不是中医药"不灵了"，根本问题在于忽视了中医辨证论治这一基本原则，只盲目照搬经验，却不能"因地""因人""因时"制宜。而无论是中医还是西医，只"照着答案抄"，不考虑实际病情，都会有失治、误治的可能。

除郭可明等人的"石家庄经验"外，其他中医治疗乙脑也有不同方法，但大抵离不开中医辨证论治。如河北直属机关中医门诊部钱乐天医生，他认为1954年雨水太大，患者都热重湿亦重，因此在处方中就少用温热病常用的生地、玄参、麦冬，而多用化浊利湿的佩兰、青蒿、藿梗等，疗效很好。据邓铁涛教授回忆，1958年在广州治乙脑时，因广州地处南方，湿气较重，故处方多用冬瓜皮、扁豆花等南方祛湿药物[②]。北京市西城区护国寺中医门诊部刘延龄医生提出，乙脑发病急骤，变化多端，必须密切观察

---

① 蒲辅周.从治疗乙型脑炎的临床实践体会谈中医辨证论治的优越性[J].中医杂志, 1958 (10)：693–695.

② 邓铁涛.中医防疫史[M].南宁：广西科学技术出版社, 2006.

病人病情的变化，上午开的处方，午后或许就已不适用，应当随机应变，不能固守一方一药，应该遵守"证千变，药亦千变"的古训。①

中医抗击乙脑的历史经验，证明了中医药治疗疫病的有效性，以及中医辨证论治的科学性。中医药防治疫病的历史实践过程是传承和创新的过程。我们必须握紧中医药这把"宝剑"，充分发挥中西医结合的优势和特色，在与疫病的抗争中披荆斩棘，守护人民的生命健康。

第五节　抗击非典

2002年底，中华大地沉浸在祥和的氛围里，然而一场由未知病原体引发的传染性肺炎悄然出现在广东，其传播速度之快、致死率之高令人始料未及，运用常规治疗方法却无法起效，后逐渐蔓延到中国数个省市和其他国家，一场全球范围的公共卫生危机就此拉开序幕。

---

① 刘延龄. 对流行性乙型脑炎发热、痉厥、昏迷的临床证治体会［J］. 中医杂志，1964（7）：1-5.

据世界卫生组织统计，截至 2003 年 6 月 20 日，非典型肺炎（简称"非典"，SARS）已波及 32 个国家和地区，全球非典患者累计为 8461 人（包括已康复者和部分疑似病人）。面对这场突如其来的灾难，中国政府多次派出专家团队进行调查研究，并积极组织医疗队伍抗击疫情。中医界迅速响应，全程参与了这场没有硝烟的战争，并做出了不可磨灭的贡献。

一、非典的暴发

2002 年 11 月 16 日，广东佛山市出现了一名临床表现不明原因发热的病人，在历经多级医院治疗后最终痊愈出院，人们对他的发热原因并没有重视，而此时此刻，没有人知道一种可怕的传染性疾病正扑面而来。12 月，广东河源市、中山市均出现了类似病例，与此同时，接触到患者的部分医护人员也出现了发热、咳嗽症状。随后，广州、佛山、顺德、深圳也逐渐发现了聚集性病例。广东省政府组织全省卫生力量参与疫情控制，专家们调查后发现，这是一种病因未明的肺炎，并将其称为"非典型肺炎"。[①]

2003 年 1 月，伴随着中国最重要的传统节日——春节的到来，非典在广东省内扩散。

在非典暴发之初，医学界对于这种新型疾病还没有清晰准确的认识，最初采用应对普通肺炎的常规手段进行治疗，但是效果却并不理想。经过一段时间探索后，医学界发现糖皮质激素对治疗非典具有明显效果，但是在使用大剂量激素的同时，其所造成的股骨头坏死、库欣综合征等后遗症却无法忽略。

二、中医介入与成效

在广东抗击非典的斗争中，广东省中医院、广州中医药大学第一附属医院均积极参与收治非典患者，以中医为主进行治疗，取得了显著的成效。

2003 年 1 月 7 日，广东省中医院接诊了广州市第一例非典患者，对于这种常规治疗无效的不明原因肺炎，医院发挥中医药特色优势，组成治疗专家组，在名老中医邓铁

---

① 广东省专家组关于中山市不明原因肺炎调查报告［J］.国际医药卫生导报，2003（13）：65.

涛教授的指导下，运用温病学思想积极进行中医诊治。随着收治的非典患者日益增多，医院专家积极与焦树德、路志正、陆广莘等名老中医电话商讨治疗方法，并邀请晁恩祥、任继学等教授到院具体指导 ①，逐步总结出了一套行之有效的治疗方案。广州中医药大学第一附属医院在接诊非典患者的同时，也陆续派遣专家参与省内非典患者的中医会诊，为全省非典疫情防控贡献力量。

在广东非典疫情暴发的日子里，中医药发挥出了强大的优势，尤其是广东省中医院及广州中医药大学第一附属医院全方位参与了非典抗击过程，经过无数医务工作者的非凡努力，最终交出了一份优异的答卷。据研究统计，广东省中医院共收治非典患者 112 例，其中 77 例为重症病人，患者平均退热时间 6.14±3.64 天，平均住院天数为 19.04±8.78 天，除 7 例由于年纪较大或多种基础病死亡外，其余 105 例全部康复。

在邓铁涛教授的指导下，广东省中医院根据患者症状特征及岭南气候条件，将非典归纳为温病学"春温伏湿之证"，根据中医理论将非典全过程分为早期、中期、极期

---

① 广东省中医院.大医精诚：非典时期的广东省中医院人［M］.广州：广东人民出版社，2003.

（高峰期）、恢复期 4 个分期，并分别拟定治疗方案。①这套方案后来成为国家中医药管理局公布的《非典型肺炎中医药防治技术方案（试行）》的主体内容。

2003 年 4 月 7 日，世界卫生组织专家马奎尔博士到广东考察，对中医治疗非典的效果予以高度评价，称广东省中医院创造的纪录是他所了解的"最短退热时间和住院天数"。他表示，"跟其他医院相比，这一经验值得研究与学习"。

三、中医抗疫经验推广

2003 年 3 月，北京发现首例非典病例。截至 2003 年 4 月 22 日，北京已有确诊病例 588 例，死亡 28 例。4 月 17 日，北京防治非典联合工作小组成立，全面强化北京地区非典防治工作。

与此同时，广东中医药界抗击非典的成功经验给了全国中医药从业者极大的鼓舞，也引起党和国家领导人的高度重视。4 月下旬，广州中医药大学终身教授邓铁涛上书

---

① 邓铁涛.论中医诊治非典型肺炎［J］.新中医，2003，35（6）：3-5.

中央领导，反映中医抗击非典的情况，并邮寄了广东省中
医药治疗非典的经验总结，希望中医能早日发挥作用。随
后，北京的中医专家组成医疗组，进驻包括小汤山野战医
院在内的 13 家非典定点医院。据北京医疗队研究总结，
中医治疗有助于减少激素用量，可促进肺部阴影吸收，还
可保护心肌和肝功能。①

2003 年 2 月 21 日，香港出现第一例非典患者，直到
4 月份，香港的非典疫情仍然处于高峰，且香港非典患者
死亡率高达 16%，远高于广东和北京。4 月中旬，香港医
管局派出专家考察广东省中医院治疗非典的情况，并邀请
内地中医专家前往香港协助治疗。5 月 3 日，广东省中医
院派遣林琳、杨志敏两位女专家援助香港，在邓铁涛、颜
德馨、周仲瑛等名老中医的远程指导下，参考广东省中医
院经验对非典患者进行诊治。截至 5 月 30 日，二人共诊
治 115 人次，其中包含轻症和危重病人，取得明显的疗
效。后来她们获得香港"抗炎勇士"金质纪念章。

在全国的其他省市，如上海、天津、河北等地，虽
然非典病例数较少，但中西医结合抗击非典也取得了显

① 林谦，唐启盛，郝瑞福等．中西医结合治疗传染性非典型肺炎恢复期临
床平行对照研究［J］．中国中医药信息杂志，2004，11（7）：636–637.

著的成效。2003 年 10 月 10 日，世界卫生组织与中国国家中医药管理局联合主办的"中西医结合治疗 SARS 国际研讨会"在北京召开。与会专家一致认为，这些课题研究成果证明中西医结合治疗 SARS 是安全的，其潜在效益主要包括减轻患者症状、促进肺部炎症吸收、减轻血氧饱和度低下的风险、促进外周血淋巴细胞恢复、提高 T 细胞亚群水平，同时能减少糖皮质激素和抗病毒药物的用量及副作用等，且单纯的中药治疗组治疗费用较单纯西药治疗组低。

世界卫生组织专家马代尔表示，中医药没有很严重的副作用，对中医药（治疗 SARS）的安全性很有信心，中医治疗有着潜在的效用。可见，中医药在抗击非典的过程中做出了不可磨灭的贡献。

四、关于中医药抗击非典的思考

现代医学认识疾病多是从细菌、病毒等微观角度来思考疾病产生的原因，中医学则与之相反。中医学认为，人是一个有机的整体，疾病的产生并非单纯由于病毒侵入导致的，而是人体自身的平衡被打破所产生的整体表现。目前来看，现代医学对于病毒性肺炎的治疗多是希望从某一靶点或通路进行精准抗病毒治疗。中医药是通过对五脏六腑的阴阳气血进行整体辨证调节，通过多靶点、多通路对机体内部的炎症风暴进行抑制。非典患者不仅是肺部受到病毒感染，事实上不少患者的肝脏、心脏、肾脏等多器官均有受累，因此中医药的整体观、辨证观更能显现出多靶点、多通路的优势。

中医药是中华民族数千年的智慧结晶，经历了中国人民千百年的亲身临床检验，是具有确切疗效且广泛应用的传统药物。早在《伤寒论》中就有麻黄汤、桂枝汤、承气汤、甘露消毒丹等可以祛除邪气的方剂，后世还有达原饮、清营汤、升降散等祛邪解毒的著名方剂。因此，在抗击非典时，中医药的使用十分灵活，不仅根据患者现阶段的证型，选择不同方法进行治疗，还可以通过针刺、艾灸等方法保护患者的正气。中医学千百年积累孕育出的许多拿来即用、用之有效的方剂，就是中医学抗击非典的"武器库"，在这些方剂的基础上对患者进行治疗，能够更加符合患者的病情需要。

第六节　抗击新冠肺炎

2019 年 12 月底，武汉突然陆续出现不明原因的肺炎。2020 年 1 月 23 日凌晨，武汉宣布"封城"，全国医疗系统启动紧急支援。"封城"前后，国家中医药管理局先后迅速派出两批高级别专家组奔赴武汉，又先后派出数支国家中医医疗队驰援武汉，加入这场没有硝烟的战役中去。不仅在中国，在全球各地也陆续出现了新型冠状病毒肺炎（简称"新冠肺炎"）确诊病例，一场声势浩大的疫情席卷全球。2020 年 2 月 11 日，世界卫生组织正式将其命名为"COVID-19"。

一、深入一线，摸索新冠肺炎的中医核心病机

2020 年初，新冠肺炎疫情发生伊始，国家高度重视中医药在新冠肺炎救治过程中的应用，派出仝小林、刘清泉、齐文生、张忠德、苗青等多位专家，深入湖北省中医院、湖北省中西医结合医院、武汉市中医医院、武汉市中西医结合医院等，亲自为发热门诊的病人和留观的病人辨证论治，掌握临床的第一手资料。专家教授们经过深入讨

论分析，制定了行之有效的方案。从国家发布的第三版新冠肺炎诊疗方案开始，中医诊疗方案成为新冠肺炎救治的重要指导内容，在全国新冠肺炎救治中普及推广。

中医通过望闻问切的方式，借助手机、相机、平板电脑等工具，客观收集新冠肺炎患者的第一手资料，根据采集的四诊数据，借助会议平台，与全国专家讨论，运用中医理论去寻找病机，最终总结新冠肺炎因为人体感受"疫戾"之气，虽因地域、时间、体质而有所差异，总以湿邪为主，故命名为"湿毒疫"。病位在肺，涉及膜原、脾、胃，逆传心包，延及心、肾。基本病机为疫毒外侵，正气亏虚，肺脏受邪，耗气伤阴。病机特点为"湿、热、瘀、毒、虚"。具体发病与病机还与患者所处地域、当地气候、个人体质等密切相关。经过中医药深度介入治疗全过程，发现对轻型、普通型患者以中医药治疗为主，可以改善患者发热、咳嗽、纳差、乏力等临床症状，减少向重症发展的可能性。对重型、危重型患者采用中西医结合治疗，"一人一策"，可以发挥中医药在退高热、促进肺部渗出吸收、改善胃肠道症状等方面的疗效，减缓或阻断重症向危重症发展，促进重症向轻症转变。

中医药在新冠肺炎康复期，优势也非常明显。从中医的角度分析，康复期患者属于"肺脾气虚，正虚邪恋"，通过辨证使用中药、针灸、太极拳等综合康复方案，可以改善睡眠、乏力、食欲不振、咳嗽等症状，能够提高出院患者的心肺功能，促进炎症吸收，显示了中医药在康复期的优势。

二、大疫有良方，三药三方尽显成效

2020 年 2 月 2 日，武汉市新冠肺炎防控指挥部医疗救治组发布《关于在新型冠状病毒感染的肺炎中医药治疗中推荐使用中药协定方的通知》。《通知》强调，武汉市各定点救治医疗机构于 2020 年 2 月 3 日 24 时前，确保所有患者服用中药（中药煎剂或颗粒剂）。

从隔离酒店到方舱医院，从普通隔离病房到重症监护室，中医药参与的广度和深度都前所未有。中医工作者也遵循科学的思路，通过严格的方法学设计和统计学分析，最终筛选出以清肺排毒汤为代表的中医药有效方剂"三药三方"。这成为此次抗疫的"国家级方案"。已经上市的三种中成药——金花清感颗粒、连花清瘟胶囊和血必净注射液，在改善新冠患者症状和减少转重率方面表现出色，成为诊疗方案中重点推荐的"三药"。"三方"是指清肺排毒汤、化湿败毒方、宣肺败毒方三个组方，是众多专家集合中医智慧，针对不同阶段治疗的中药组方。

其中，清肺排毒汤，是"人民英雄"国家荣誉称号获得者张伯礼院士重点推荐的方药。2020年2月6日，基于前期取得的临床良好疗效，国家卫生健康委、国家中医药管理局联合向全国推荐使用，为及时提供临床救治方案和有效武器，为打赢武汉保卫战、湖北保卫战，发挥了积极的作用。自第六版新冠肺炎诊疗方案开始，清肺排毒汤被列入中医临床治疗期方案。清肺排毒汤化裁了《伤寒杂病论》里几个经典处方，包括麻杏石甘汤、射干麻黄汤、小柴胡汤、五苓散等，用于各期新冠肺炎的治疗。2011年，美国《内科学年鉴》发表了"麻杏石甘汤 – 银翘散"与奥司他韦治疗 H1N1 流感的对照研究结果[1]，显示两者治疗效果相当，第一次证实了中药复方治疗传染病的疗效。清肺排毒汤以麻杏石甘汤为核心方剂，再针对患者气喘、胃口差、口干口苦等症状，辅助以其他三方，方与方协同配

---

[1] Wang C, Cao B, Liu QQ, et al. Oseltamivir compared with the Chinese traditional therapy maxingshigan–yinqiaosan in the treatment of H1N1 influenza: a randomized trial. Ann Intern Med. 2011, 155（4）: 217–225.

合，使其在同等药量的情况下产生几倍量的效果，以达到"宣通三焦，祛邪外出"的目的，古方新用，充分说明中医的理念和诊疗模式有极强的生命力。

三、中医特色疗法在新冠肺炎防治中的运用

中医特色疗法作为中医学的重要部分，具有疗效确切、无毒副作用、操作简便等特点。在此次新冠肺炎疫情防治中，针刺疗法、艾灸疗法、中药熨帖、耳穴压豆、刮痧疗法等中医传统疗法积极开展，在改善患者失眠、焦虑等症状上，深受患者好评。针对新冠肺炎康复患者出院后仍有乏力、纳差、气虚等症状，应用中药和非药物疗法综合干预，可以促进人体功能恢复，提高康复者生活质量。

在方舱医院，为了缓解患者心理上的煎熬，来自多家中医院的医护人员，带领大家打起了简单易学的"八段锦"。在方舱医院，经常出现几百人一起打八段锦的壮观场面。八段锦由八节动作组成，分别为"两手托天理三焦，左右开弓似射雕，调理脾胃臂单举，五劳七伤往后瞧，摇头摆尾去心火，两手攀足固肾腰，攒拳怒目增气力，背后七颠百病消"，每一句话代表着一节动作。这套流传千百年

的健身功法，在这次新冠肺炎救治中，成为中医综合救治的一大亮点。其他像太极拳、五禽戏等传统中医功法也在中医医生的带领下普及推广，使中医的魅力从一点一滴的细微工作中播散出去。

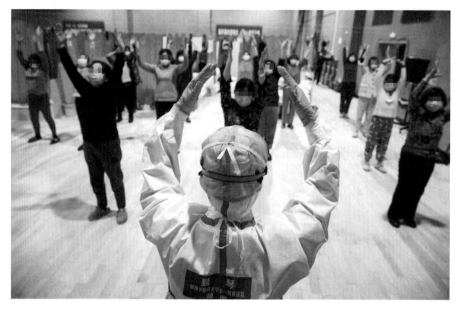

2020 年 2 月 25 日，在武汉江夏方舱医院，湖南中医药大学第一附属医院医护人员带领新冠肺炎患者习练八段锦。

四、病毒变异，中医药治疗威力不减

在全国上下的努力下，国内疫情得到最大程度的控制。与国内疫情相反的是，国外的疫情持续蔓延恶化，每天都有几十万患者确诊，在病毒不断传播和变异过程中，

传播更快、毒力更强的毒株不断被筛选出来，阻断境外输入及境外关联病例成为我国疫情防控的重点。2021 年 5 月 21 日，曾在印度、美国导致几百万患者感染的新冠变异病毒"德尔塔"毒株传入广州，在广州局部地区暴发，这是国内首次与"德尔塔"毒株正面交锋。"德尔塔"毒株潜伏期短、病毒载量大、重症率高、核酸转阴时间长，这些给临床救治带来了极大挑战。在短短一周时间内，中医专家很快总结出"德尔塔"毒株的中医核心病机：暑湿化热、疫毒侵肺、元气大虚。治疗上全程扶正、清暑化湿、宣肺解毒。1 个月的时间，广州的疫情得到了很好控制。广州的中医救治经验，提高了中医救治新冠肺炎的信心，为应对局部疫情暴发提供了中国方案，并形成专家共识。

中医的救治遵循"三因制宜"，因人因时因地，随证加减。不同季节，不同地域，"德尔塔"变异株也呈现不同特点，例如甘肃地处内陆，干旱少雨，甘肃地区感染"德尔塔"变异株患者表现出燥邪伤肺的特点，与广州的暑湿化热完全不同。中医方案在"广州经验"的基础上，根据季节和地域特点来加减药味，经过中医、中西医结合治疗，大幅度降低了重症的转化率，实现了甘肃当地新冠肺炎救治"零插管、零死亡"的纪录。

五、中国抗疫智慧助力全球抗疫

我国在总结国内疫情防控救治经验的基础上，积极推动中医药参与全球疫情防控，积极同国际社会分享中医药抗疫经验，支持开展学术交流，为提振全球抗疫信心、推进国际抗疫合作贡献中医药力量。截至 2021 年 12 月，国家中医药管理局支持举办了 110 余场抗疫专家视频交流和直播活动，向 150 多个国家和地区介绍中医药诊疗方案，向 10 多个有需求的国家和地区提供中医药产品，选派中医专家赴 28 个国家和地区帮助指导抗疫。2021 年，在世界卫生组织、金砖国家、上合组织国家支持下，国家中医药管理局先后召开了"中医药与抗击新冠肺炎疫情国际合作论坛""2021 金砖国家传统医药研讨会"和"2021 上海合作组织传统医学论坛"，发布《支持中医药参与全球疫情防控倡议》《2021 金砖国家应用传统医药抗击新冠疫情在线宣言》《关于开展上海合作组织传统医学合作的南昌倡议》。津巴布韦总统姆南加古瓦、吉尔吉斯共和国时任副总理巴卡绍娃、白俄罗斯共和国第一副总理斯诺普科夫等外国政要发表演讲，支持中医药等传统医学参与国际抗疫合作。特别是 2021 金砖国家传统医药研讨会召开期间，全球正面临"德尔塔"变异毒株的严峻挑战，国内专家结合临床实践重点分享了我国中医药团队总结出的"德尔塔"变异毒株新冠肺炎的核心病机和用药规律，再一次充分展示了中医药在应对新冠病毒及其变异毒株造成的疫情中的重要作用，赢得了普遍赞誉和高度肯定，为推动构建人类卫生健康共同体做出了积极贡献。

第四章

中医学的发展现状与前景

随着 1949 年新中国成立，"中西医并重"方针的明确提出，中医开始有了合法的地位，并逐渐形成了"继承不泥古，发展不离宗"的统一发展理念。改革开放以来，党和国家高度重视中医药事业，为中医药医疗事业发展提供了良好的环境。党的十八大以来，推动中医事业发展的各项体制机制不断完善。中医药已成为应对重大疫情、建设健康中国、维护人民健康的重要力量，在医疗、教学、科研、国际合作等方面取得飞跃的发展和明显的成绩。

第一节　新中国成立后中医药事业的发展

一、重整旗鼓

1949 年，中华人民共和国成立。国内百废待兴，中医药工作也亟待重振。其中"团结中西医"成为新中国成立之初指导卫生工作的三大原则之一，这充分肯定了中医药在保障人民群众身体健康方面的重要作用。

为了推动中医药事业的发展，中国在 20 世纪 50 年代成立中医研究院（现中国中医科学院），以及建设北京中医药大学、成都中医药大学、上海中医药大学、广州中医药大学等"中医老四校"。同时，从国家层面规定，采取师带徒的方式培养中医。这为壮大中医队伍起到了十分积极的作用。

1978 年，改革开放的春风吹遍神州大地，给中医药发展注入了一针强心剂。在无数中医人热切期盼中，中华全国中医学会成立（1979 年成立，2001 年更名为中华中医药学会）。学术探讨、科技咨询与服务、科普宣传、人才培养、对外交流……中医药活力进一步释放。

1982 年，卫生部在湖南衡阳召开了全国中医医院和高等中医教育工作会议，这是新中国成立以来首次召开的全国中医医院和高等中医药院校建设工作会议。在这场被喻为我国中医药事业"生死存亡转折点"的会议后，"振兴中医"成为旗帜鲜明的指引。

二、多维度保障中医药发展

（一）推行"师带徒"

以政府主导推行的大规模中医带徒，是中医发展史上的一次重要探索。这不仅为中国培养了一大批基层中医药人才，更重要的是为此后建立三级医疗保健体系及农村合作医疗制度提供了大量人力保障，中医药由此得以更多地应用于基层医疗。

（二）成立中医药管理局

1986 年，国家中医管理局成立，1988 年机构改革中又将中医和中药结合，成立国家中医药管理局。这结束了中医和中药分割管理的状况，而且改变了长期以来"西医在朝，中医在野"的医疗卫生体制管理局面。此后，各省区市也相继成立中医药管理机构，为中医药发展提供了组织保障。自此，中医药走上了自主发展道路。

其后几十年间，加快中医机构建设、加速中医药人才培养、加强对外交流合作等政策措施相继出台，各级中医机构和中医高等院校也如雨后春笋般蓬勃生长。在以中医特色擎起兴医重教的大旗下，一批又一批的中医后人茁壮成长，崭露头角。

（三）融入百姓生活

早时，中医药的群众基础相对薄弱，基层百姓的中医药养生保健知识较为匮乏。特别是在西方文化的冲击下，中医药惨遭冷遇。为此，2007 年，中医药大型公益科普宣传活动"中医中药中国行"正式启动。十几年来，中医科普宣传活动深入全国各地，走进农村社区，通过中医大篷车万里行等多种形式，集中展示中医药悠久的历史、独特的诊疗方法、良好的疗效。

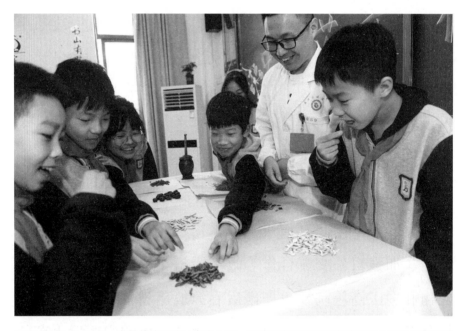

2021 年 10 月 19 日，世界传统医药日来临之际，中药师在浙江湖州市埭溪镇上强中学带着学生认识中药材，引导学生了解中医药文化的重要价值。

中医药走进基层、贴近百姓，群众认识中医、相信中医、使用中医。治病祛疾、强身健体、养生防病，中医药已经融入百姓生活。

三、中医药"走出去"

20世纪70年代，随着中美关系破冰，由我国中医工作者首创的针刺麻醉传到美国。这种通过传统针刺镇痛，完全或部分代替药物麻醉进行外科手术的方法，引发了美国的"针灸热"，美国针灸业应运而生。如今，中医针灸在海外遍地开花，已成为世界上应用最广泛的替代医学疗法，提高了中医学的国际影响力。

2015年10月，中国中医科学院首席研究员屠呦呦因发现了能够有效治疗疟疾的青蒿素，登上了诺贝尔生理学或医学奖领奖台。这是中医药成果获得的最高奖项，中医药再次成为全世界关注的焦点。

近年来，在国家"一带一路"倡议等大背景下，中医药"走出去"的大门越来越开放。从中医药国际标准出台，到中药逐步进入国际医药体系，再到在海外合作建设中医医疗机构和研究基地……现如今，中医药已经成为中国向世界展示国际魅力的重要窗口，发挥着日益重要和多元的作用。

四、助力健康中国战略

随着中医药事业不断壮大，在当代医学发展中找准中医定位，让中国传统医药重焕新生，成为中医药进一步发展的题中之义。1982 年，《中华人民共和国宪法》第 21 条明确"发展现代医药和我国传统医药"，为中医药发展和法律制度建设提供了根本法律依据。2016 年，《中医药发展战略规划纲要（2016—2030 年）》印发，发展中医药上升为国家战略。2017 年，《中华人民共和国中医药法》正式施行，第一次从法律层面明确了中医药的重要地位、发展方针和扶持措施等，为中医药继承创新和振兴发展提供了法律保障。

2017 年 10 月，党的十九大报告提出，实施健康中国战略。中医药事业迎来发展的新时代。《人民日报》发文称，中医药发展不仅是健康中国战略的重要内容，也是当前深化医药卫生体制改革的着力点之一，应充分发挥中医药独特优势，使这一宝贵资源在健康中国建设中发挥出更加积极的作用。

2019 年，习近平总书记对中医药工作做出重要指示，强调要遵循中医药发展规律，传承精华，守正创新，加快推进中医药现代化、产业化，坚持中西医并重，推动中医药和西医药相互补充、协调发展，推动中医药事业和产业高质量发展，推动中医药走向世界，充分发挥中医药防病治病的独特优势和作用。

一路走来，中国始终高度重视中医药的传承保护和弘扬发展。中医药这一中华民族瑰宝，和新中国一起历经 70 余年涅槃，重新焕发出迷人而耀眼的光芒，在为人类健康服务中发挥不可替代的作用。

第二节　中西医结合的医学发展

在中国，"中西医并重"受到法律保护，中西医结合得到政府的鼓励和支持。从 20 世纪 50 年代开始，全国各地逐步建立中医医院。《2020 年中医药事业发展统计提要报告》显示，2020 年全国中医类医院总计 5482 个。其中，中西医结合医院就有 732 个，这当中属于公立性质的中西医结合医院 162 个，民营 570 个。中医类门诊部共计 3539 个，中西医结合门诊部 508 个；中医类诊所共计 63291 所，中西医结合诊所为 9090 所。

中医与西医的结合，亦称为中医与"现代医学"的结合，是否有可能使得中医"西化"？有关人士认为，其关键在于运用中医思维去应用这些科学技术。"如果中医连现代科技都接受不了，就无法站得更高，发展得更好。""先进设备是中医望闻问切的延伸。"

真正的中西医结合不是简单的中医＋西医，也不是中医配合西医，或者西药＋中药。西医是进攻疗法，强调直接攻击病因，如同古代士兵手中的"矛"，而中医则强调整体观，注重整体身体功能的调整，通过提升机体自身抗病能力来治疗疾病，如同古代士兵手中的"盾"。在面对疾病和健康这一共同的敌人时，矛盾合用，才能发挥 1+1>2 的效应。这既要清楚西医的优势，更要清楚明白中医治疗每一个病种的优势。中医药特色优势，不仅体现在治疗某些疾病的全过程，也体现在治疗某些疾病的某一个环节、某一个阶段、某一个侧面。要"一个病一个病""一个证一个证"地开展研究，找准中医药特色优势发挥的切入点。

改革开放以来，国家加大了对中医药科研创新的投入，中西医融合取得了丰硕的成果：2006 年，中国医药学史及文献研究专家郑金生荣获国际亚洲传统医学大会颁发的 Basham 奖，成为我国中医药研究者中的首位获奖者。2010 年，抗疟疾药物复方蒿甲醚获得"2010 美国盖伦奖"最佳药物奖，这一奖项被誉为"医药界的诺贝尔奖"。2011 年，屠呦呦因发现青蒿素，荣获 2011 年美国拉斯克临床医学奖。2012 年，因将传统中药的砷剂与西药结合治疗急性早幼粒细胞白血病的疗效明显提高，院士王振义和陈竺荣获全美癌症研究基金会第七届圣捷尔吉癌症研究创新成就奖。2015 年，屠呦呦获 2015 年度华伦·阿尔波特奖，之后获 2015 年诺贝尔生理学或医学奖。

但从中西医结合的医学现状及发展趋势来看，虽早在 20 世纪 50 年代，毛泽东主席就号召把中医中药的知识和西医西药的知识结合起来，创造中国统一的新医学新药学，可多年发展至今，仍存在中西医结合医学的资源总量不足、中西医结合医学领域的高层次人才数量相对不足、基础理论研究与技术创新能力相对缺乏、临床科研有一定局限性等问题；特别是中西医结合医学走向世界时，由于中医理论立足中国古代哲学，注重整体，西医则注重"组织—细胞—分子"机制，观念不同导致难以避免"结而不合"等问题。

要突破壁垒，提升中西医结合疗效，就要从临床研究、基础研究、药学研究、教学研究、学科建设、政策研究等方面，围绕临床诊疗经验，总结中西医结合的新技术、新方法；尤其在中西医结合优势病种临床诊疗路径的实践经验与临床共性问题探讨、中西医结合标准化研究、多学科前沿技术与中医药的深度交叉、多知识融合等方面，亟须呼吁中西医结合研究的新范式。

展望未来，中医与现代医学结合的治疗体系，需要注重采用现代的语言阐明中医的科学内涵，解决"知其然而不知其所以然"，提升中西医结合特色诊疗和综合服务能力，呈现出现代中西医结合临床科研不一样的新魅力。

第三节　中医在新兴疾病治疗中的探索

何为"新兴疾病"？据现代医学观点，在 2000 年国际新兴传染性疾病大会中提到，新兴疾病是指在人类中新出现的疾病，这种疾病在地理位置上扩展很快，而且常常是突然暴发。正因为"新出现"，人类缺乏基本的了解认知，对疾病的起因（病因）、传播途径的趋势和特点、如何早期预防以及有效控制都几乎一无所知，所以新兴疾病危及人类生命健康的风险性也较大。现代医学把预防治疗疾病的策略，按病因细菌、病毒等生物、物理、心理等不同因素分类。有调研显示，在全部人类致病菌资源目录，近四分之三的"新兴"疾病是通过动物传染给人类的。据英国爱丁堡大学的生物学家马克·伍尔豪斯所言，流行病理论预计动物所储存的病菌比人类宿主所携带的病菌更容易导致流行病大暴发。从现代医学视角，生态环境的破坏给人类存在造成更大威胁。有学者认为，复杂环境多重污染导致新兴疾病不时暴发，如工业污染、辐射等；还有学者认为，新兴疾病可能是因为药物副作用所引起的机体免疫系统紊乱，如激素类药物广泛不规范使用。

区别于现代医学的破解思路，中医凭借自身独特的哲学理念、辨证论治的体系，在新兴疾病治疗上取得了显著的效果。从人类历史的长河来看，新兴疾病时有发生。世界四大文明古国中，仅有中华民族的文化能连绵不断、延续至今。撇开地理区位、战役讨伐等因素，具有中医特色的防病治病、健康养生智慧发挥了不可忽视的作用。从有历史记载的天花、鼠疫、霍乱、斑疹伤寒等传染病，到如今非典、艾滋病、埃博拉、登革热、甲型N1N1流感、H7N9、新冠肺炎等，中医总能另辟蹊径，觅到守护人类生命健康、与疾病作斗争的综合诊疗方案。

特别是中医药重视身心同治的原则，在日益困扰现代人的心理疾病中有着重要的价值。

而对于西药所带来的副作用，中医药可以起到很好的减毒增效、提高生存质量的作用。

除了新兴的传染性疾病，在神经、呼吸、心血管系统和肿瘤等疾病研究的新兴领域中，中医药也发挥了不可忽视的作用。

神经系统疾病，如阿尔茨海默病、帕金森病、亨廷顿病、肌萎缩脊髓侧索硬化症、颅脑损伤造成的神经系统功能障碍等，目前临床上大多缺乏特效药物，现代医学研究视角往往放在亚细胞水平，从线粒体蛋白质组学切入，研究发病机制，为临床治疗和新药研发提供新的靶点。中医切入则有所不同。以阿尔茨海默病为例，这种以进行性记忆缺失和痴呆为临床特点的神经退行性疾病，属于中医学的"痴呆"范畴。有学者认为，可根据中医藏象学说，肾虚是阿尔茨海默病发生的基础，由肾虚导致的津液疏布障碍、血脉闭阻等的病理产物——"痰、瘀"，伴随着阿尔茨海默病的整个发展过程。为此，调和人体脏腑关系，是减缓病情发展的又一思路。再如帕金森病，是临床常见的神经系统退行性疾病，临床主要表现为肢体静止性震颤、行动迟缓、肌肉僵直、步态不稳或者姿态异常等运动功能障碍症状，以及认知功能障碍、心理障碍、睡眠障碍、排尿和排便功能障碍、疲劳乏力及多汗等非运动症状。西医治疗帕金森病易产生青光眼、恶心呕吐等不良反应及术后并发症。中医来看，帕金森病属于"颤证"与"虚劳"合病范畴，围绕症状，立足整体观念和辨证论治，采用中草药、针刺、穴位敷贴等综合治疗手段，大多可改善帕金森病患者疲劳、睡眠质量差、抑郁、便秘等现象，提升患者的生存生活质量。

近年来，慢性非传染性疾病已成为影响人类健康的主要疾病，重大慢性病成为全球致死和致残的首位因素，是当前人类所面临的全球性健康挑战。国内外学者对重大慢性病倡导防治策略。中医认为，许多慢性疾病（如心脑血管病、糖尿病、慢性肾病、免疫相关疾病等），湿证是其核心证候，具有起病隐匿、缠绵难愈、累及多脏腑器官的特点。"从湿论治",开展中医湿证系统研究,有可能破解重大慢性病防治的系列难题。2021 年,中国首个中医类省部共建国家重点实验室落户广州,依托广州中医药大学建设,聚焦中医湿证理论源流与内涵、发病机制与规律、早期预警与干预、临床转化与治疗等 4 个研究方向,围绕中医湿证与主要慢性病防治过程中的科学问题和共性关键技术,开展系统、规范、深入的全链条研究,所形成的理论方法、技术体系等,将有望为全方位全周期健康服务提供科技支撑。

免疫系统性疾病也是国际医学领域研究的热点。中国科学院院士陈可冀说,免疫相关疾病反复发作,难以治愈,或需终身治疗,中医药在治疗免疫相关疾病方面具有减轻复发、改善长期预后等明显优势。2020 年,粤港澳中医药与免疫疾病研究联合实验室在银屑病、类风湿关节炎等自身免疫病的精准诊治、乳腺癌和肺癌等耐药机制与中医药干预研究领域取得了阶段性进展。

新兴疾病的治疗探索,中医从未缺席,将来,随着大数据、AI 等信息科技发展,中医的临床疗效将发挥得更加淋漓尽致。

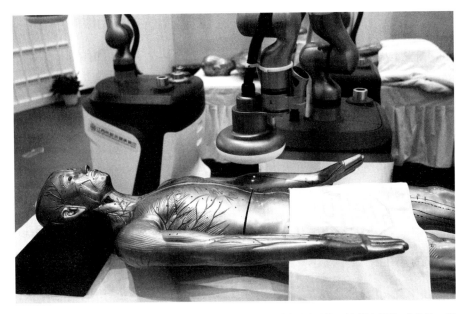

2021 年 7 月 29 日，2021 上海合作组织传统医学论坛在江西开幕，论坛主题为"传承、创新、互鉴、共享"。这是论坛展馆里展示的热敏灸机器人在对模型进行热敏灸。

第四节　中医与全生命周期健康管理

健康管理是 20 世纪 50 年代末最先在美国提出的概念，其目的是用最小投入获取最大的健康效益，但其背后的思想"对疾病的预防比对疾病的诊治更为重要"却与中医数千年前提出的"治未病"思想不谋而合，因此健康管理这个新概念在中国得到快速的落地与发展。

据统计，2000 年以后，中国健康管理机构（主要是体检机构）快速增长，在 2013 年的一次全国抽样调查中，体检机构已经达到上万家。除体检服务之外，以休闲、美容、保健、运动健身与康复为主要健康管理服务内容的非医学服务机构也得到蓬勃发展。健康管理机构已经超过 60 万家，从业人员达 3000 万人以上。①为了适应健康管理发展对人才的需求，劳动和社会保障部 2005 年将"健康管理师"列为新职业，之后发布了《健康管理师国家职业标准》。

随着中国特色社会主义进入新时代，中国人民对健康的需求也不断提高。"全生命周期健康管理"在 2014 年公布的全科医学与社区卫生名词中提出，旨在从健康影响因素的广泛性、社会性、整体性出发，以人的生命周期为主线，对婴儿期、幼儿期、儿童期、少年期、青年期、成年期、老年期等不同阶段进行连续的健康管理和服务，对影响健康的因素进行综合治理。

与此同时，中国政府在制定国家基本公共卫生服务政策时，也把全生命周期健康提升到国家战略高度。2016

---

① 白书忠，武留信，陈刚，等．中国健康管理创新理论与实践［J］．中华健康管理学杂志，2014，8（2）：75-78.

年，党中央、国务院印发的《"健康中国2030"规划纲要》明确提出，要立足全人群和全生命周期两个着力点，提供公平可及、系统连续的健康服务，实现更高水平的全民健康。2020年，国家也再次强调，要把全生命周期健康管理理念贯穿城市规划、建设、管理全过程各环节。

而对于全生命周期的健康管理，中医有着天然的优势。这不仅因为中医"治未病"思想理论本身的先进性和在健康管理中发挥的指导作用，而且因为中医对全生命周期早有深入全面的认知。

《灵枢·天年》以10年为一个周期从气血脏腑盛衰的角度对全生命周期不同人生阶段的健康状态进行了描述。40岁以前，人是气血逐渐充盛、脏腑逐渐稳定的阶段；40岁以后，人体就开始慢慢衰老，机体功能也不如以前，而且脏腑的衰老顺序也有着一定的规律。这对于数千年来中国老百姓不同年龄阶段的日常养生保健和疾病预防有着重要的指导意义。

《素问·上古天真论》还专门介绍了女性和男性不同的生长节律。女性以7年为一个生长节律，每7年体现出一次明显的生理周期变化。女性虚岁14岁左右开始来月经，便可怀孕生育；28岁时身体状态到达巅峰；35岁后身体机能开始走下坡路；到了 49 岁左右，就进入了我们现代人所说的更年期，也就是围绝经期。男性则以 8 年为一个生长节律，每 8 年出现一次明显的生理周期变化，32 岁进入人体健康状态的巅峰期，40 岁身体机能就开始走下坡路。

中国祖先对人体全生命周期的深入认知，早已为中医贯穿全生命周期的健康管理奠定了深厚的中医生理学基础。中医学理论的不断发展，不仅促使广泛中医临床实践凝练出的极具特色的中医诊断经验、众多安全有效的内外治法得以保留传承，又丰富了中医健康管理的技术、方法和手段。因此当健康管理概念传入中国后，中国本土医学便能快速融入参与其中并发挥出自己独特的优势和魅力，推动着中国健康管理事业朝着全人群全生命周期的方向发展。

中医能在全生命周期的健康管理中发挥重要作用，并且具有重大现实和长远意义，也离不开现代中医院校、企业的大胆创新探索。

广东省中医院于 2007 年建立中国首家治未病中心，先后引进了中医体质辨识、中医经络检测、中医目诊、身体成分分析、精神压力分析、红外热断层扫描、电子扫描整合系统功能检测等系列先进仪器设备，利用现代科技延伸中医四诊，运用中医思维分析现代数据，逐步完善优化人体健康状态多维辨识方法和技术，实现了中医对个体以及群体的健康状况及影响其健康的危险因素全面监测、评估的功能。同时针对不同健康状态人群，基于潜在的危险因素及疾病发展方向，予以个性化的起居、饮食、运动、情志、经络穴位保健等健康指导；并广泛运用中医汤药、膏方、茶饮、药膳等老百姓喜闻乐见的方法进行调理；必要时配合针刺、艾灸、拔罐、刮痧等中医外治法干预健康风险因素、纠正偏颇健康状态。旨在达到"少生病、晚生病、不生病"的健康管理目的。

广东省中医院探索出的"健康评估—健康指导—健康干预"这一较为完善的贯穿全生命周期的中医健康管理服务模式，也在全国医疗机构及社会养生保健单位广泛推广应用。

立足于全人群全生命周期的健康管理模式，是一种广覆盖、均衡化的健康干预和主动管理，除了能满足国民更高标准的健康需求外，也能促进生产要素在各个环节合理分配，拓宽健康产业发展空间。

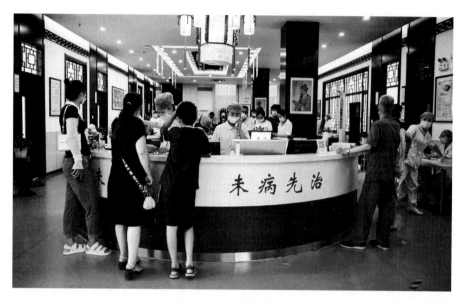

2021年7月11日，市民在宁夏中医医院暨中医研究院治未病中心咨询"冬病夏治"保健疗法。

    随着中国信息化发展战略的推进，互联网＋医疗健康行业快速发展，大量健康管理信息平台系统应运而生。中医搭上时代的快车也逐步向信息化、智能化、数字化发展。传统与科技的有机结合，让中医在全生命周期健康管理中彰显强大的生命力和时代的活力。

第五节　中医药走向世界
——中医药获得世界卫生组织的认可

中医药学是中国古代科学的瑰宝，也是打开中华文明宝库的钥匙。几千年来，中医药守护中华民族繁衍生息，成为中华文化不可分割的重要组成部分。因此，世界人民可以通过中医药来更好了解今天的中国，乃至过去几千年的中国。

世界卫生组织是国际上最大的政府间卫生组织，它在促进流行病和地方病的防治，提供和改进公共卫生、疾病医疗和有关事项的教学与训练等方面发挥着重要作用。中国是世界卫生组织的创始国之一，双方在众多方面长期开展卫生技术合作。中国不断推动中医药走向世界，努力使中医药为世界人民提供健康保障。这与世界卫生组织使全世界人民获得尽可能高水平健康的宗旨是一致的。中医药也不断获得世界卫生组织的认可。

一、世卫组织推动中医实现标准化

2005 年，世界卫生组织主导编写世界卫生组织版本的

《中医临床指南》。该指南建立在循证医学基础上，是主要由中国中医药学界专家撰写，日韩等国专家辅助形成的标准化、国际化的中医临床实践指导性文件。

为促进中医药国际交流传播与发展，加快中医药现代化和国际化进程，世界卫生组织西太区于 2007 年颁布了《传统医学名词术语国际标准术语》，为中医基本术语翻译提供了参考规范，并对中医名词术语进行了系统的概括性解释，这对国内外中医学术交流和推动中医文化走向世界起到了极为重要的作用。

2014 年，第 67 届世界卫生大会通过了 2014 年至 2023 年传统医学战略，敦促各国政府重视传统医学在医疗保健中的作用，并进一步提高传统医学的规范性与安全性。世卫组织传统医学、补充医学与整合医学处处长张奇认为，在卫生服务系统中，传统医学与现代医学相互补充，取长补短，共同为病患提供最佳服务。传统医学强调预防，药物以植物药为主，毒副作用较化学合成药物小，在促进健康及康复、预防非传染性疾病方面，传统医学具备传统和现实的潜在优势。

2019 年，第 72 届世界卫生大会审议通过《国际疾病分类第十一次修订本（ICD—11）》，首次将起源于中医药的传统医学纳入章节。外感病、脏腑证等中医病证名称，成为国际疾病"通用语言"。此次里程碑式成果，使中医药在临床、科研、教育、管理、保险等领域拥有国际标准化语言的"通行证"，为世界各国认识中医药、了解中医药、使用中医药奠定基础，具有重要的现实意义和深远的历史意义。

二、世卫组织为推动中医药振兴发展发挥更大作用

2013 年，习近平主席在会见时任世界卫生组织总干事陈冯富珍时表示，中方重视世界卫生组织的重要作用，愿继续加强双方合作，促进中西医结合及中医药在海外发展，推动更多中国生产的医药产品进入国际市场，共同帮助非洲国家开展疾病防治和卫生体系建设，为促进全球卫生事业、实现联合国千年发展目标做出更大贡献。

2018 年 8 月 9 日，在世界卫生组织的支持下，广东国际传统医学临床指南研究院项目正式启动，这是世卫组织在全球传统医学临床指南方面的第一个合作伙伴与合作项目，具有标志性的引领与示范效应。该研究院与世界卫生组织积极合作，充分利用科学、公认的方法和技术，开展

传统医学临床指南和证据的评价，为传统医药领域的标准规范建设发挥示范效应，致力于促进中医药走向世界、带动中医药健康产业的国际发展、让中医药等传统医学更好服务人类健康。

2022年1月17日，国家中医药管理局副局长黄璐琦率代表团访问世界卫生组织总部，同世界卫生组织总干事谭德塞讨论中医药及传统医学领域的合作，并代表中国中医药循证医学中心向谭德塞递交了《中医药治疗COVID-19循证评价研究报告》。该报告用科学方法系统评价了中医药的有效性和安全性。

第六节　中医药在全球的发展

历史上，中医药作为成熟的传统医药体系，曾深刻影响周边国家，还为世界医学做出过贡献。新中国成立以来，中国高度重视中医药对外交流与合作，中医药在全球的影响力逐年增大，在国际传统医学领域的话语权和影响力显著提升。中医针灸、藏医药浴法列入联合国教科文组织人类非物质文化遗产代表作名录。截至 2021 年，全球有超过三分之一的人口接受过中医药的相关治疗。中医药文化交流是中国与各国共同增进健康福祉、构建人类卫生健康命运共同体的重要载体。

一、中医教育

1957 年中国创办中医药院校的国际教育，办学层次覆盖短期培训、非学历交流及学历教育等多个层次[①]。截至 2017 年，全球每年有约 1.3 万名留学生来华学习中医药，已有 30 多个国家和地区开办了数百所中医药院校。教学模式已逐渐从短期培训发展到高等教育，学历层次也已发展至博士研究生，培养方式以教授中医、针灸等课程为主[②]。

二、中医药产业

随着中国中医药文化的不断对外普及，中医药在治疗

---

① 刘亚娟，刘君华，金一兰，王永志．来华留学生中医研究生培养模式现状及问题思考［J］．中医药导报，2019，25（8）：9-12+16.

② 范延妮，王芳芳．一带一路背景下中医药国际教育现状与策略［J］．中国中医药现代远程教育，2021，19（8）：185-187.

慢性疾病及康复治疗中的优势逐渐受到认可。近年来全球对中药的需求量不断上升，许多国家开始重视本国中医药产业的建设。

中国目前中药类产品出口以植物提取物为主，约占总中药出口额的 60%。中药材及饮片出口以肉桂、人参和枸杞子为主。亚洲和美国是中国中药类产品的主要地区，占总出口额的 70% 以上。与此同时，中国中医药服务贸易规模逐年扩大，以同仁堂、天士力为代表的中国医药企业积极推动中医药的国际化经营，打造互联网中医药商业网络，已取得一定成效。

中医在日本被称为"汉方医学"或"东洋医学"[1]，其传播历史最早可追溯到公元 5 世纪。1875 年西医在日本成为医师考核的唯一标准，汉方医学遭到严重打压。20 世纪 70 年代，日本开始掀起复兴汉方的热潮。1976 年，日本政府将 146 个汉方药收录到国家药典，将汉方制剂载入药价基准，并正式纳入医保范畴，从此日本的汉方产业迈入快车道。目前，日本的汉方制剂主要分为医疗用制剂、一般用制剂及生药制剂三种，生产的汉方药品以颗粒剂为

---

① 周欣. 中医药国际化的发展及趋势研究［D］. 广州中医药大学，2011.

主，其中"七汤二散一丸"10 种制剂占据日本汉方药生产总额约 80% 和医疗用汉方生产总额的 95%[①]。

20 世纪 70 年代初，美国国内掀起"针灸热"，中医诊所、中药店铺得以迅猛发展，数量快速增加。到 1998 年，中医诊所多达 3000 余家。[②]目前，美国绝大多数州承认针灸师的行医合法性。英国有 3000 余家中医诊所，荷兰约有 1600 家。瑞士约有 2 万名中医执业者，德国约有 5 万名经过认证的针灸师，占全国医师从业者的 20%。[③]总体而言，欧洲一些地区已将针灸合法化，并纳入医保范围。

三、中医规范管理

为保障中医药在全球范围内安全、合理地运用，中国致力于促进中医药标准的规范发展。在中国的推动下，国际标准化组织于 2009 年成立了中医药技术委员会（ISO/TC249），目前已陆续制定颁布 89 项中医药国际标准。

---

① 王诗恒，刘剑锋，秦培洁，等 . 日本汉方药产业管理现状概况［J］. 世界中医药，2021，16（2）：351–354.

② 朱建平 . 新中国成立以来中医外传历史、途径与海外发展［J］. 中医药文化，2019，14（3）：7–15.

③ 王彬，刘兴娜，邹晓平 . 中医的全球化发展：机遇和挑战［J］. 湖南中医杂志，2020，36（4）：122–123+156.

2019 年 5 月 25 日，第 72 届世界卫生大会审议通过了《国际疾病分类第十一次修订本（ICD-11）》，首次纳入以中医药为主体的传统医学章节，中医药历史性地进入世界主流医学体系，中医药在国际传统医学领域的话语权和影响力显著提升。

四、中医对外援助

自 1963 年向海外派出第一支医疗队至今，中国援外医疗事业已迈过近 60 年春秋。截至 2019 年，中国已向亚洲、非洲、拉丁美洲等地区的 69 多个国家派遣了医疗队，基本上每个医疗队都有中医药人员，约占医务人员总数的 10%。援外医疗队采用中药、针灸、推拿以及中西医结合的方法，治疗了不少疑难重症，挽救了许多垂危病人的生命，得到受援国政府和人民的高度赞扬。

20 世纪 70 年代，中国科学家研制出青蒿素类抗疟药，使之逐渐成为全球防治恶性疟疾的主流药。截至 2022 年，第四代青蒿素复方已经取得了 40 个国家的专利号，在 36 个国家完成商标注册，被遴选为我国援外抗疟药物。

五、中医药与"一带一路"

中医药向世界的传播历史悠久，从汉代开始，隋唐达到高峰，明清时期至近现代中医药与国外交流日益增强，而丝绸之路则是中医药向世界传播的主要载体。

最早的中医药文化交流在《史记》中记载，发生在公元前 210 年，秦始皇派徐福东渡日本入海采药。隋唐时期，得益于中国政治经济的强盛、文化的繁荣、对外贸易的频繁、交通渠道的畅达等因素，中医药对外传播快速发展。宋元时期，中国与朝鲜、日本、东南亚、印度以至西亚、东非等近百个国家和地区通商，进口药材达数十种，中药材的进口丰富了药用本草，改良了用药习惯，对中医药的发展有着极大的促进作用。明朝时期，中日两国民间交流活动频繁，宗教传播过程也推动了中医药文化传播，如鉴真东渡日本传佛促进了日本汉医的发展；大量西方传教士到中国传播宗教的同时，学习中医药知识并带回西方国家。明朝还大力发展中医典籍的翻译事业，《本草纲目》《瘟疫论》译本在海外引起了强烈的反响。明朝的郑和下西洋开启了中医、针灸对非洲交流和传播的先河。清朝时期，东南亚、东北亚等地区国家纷纷借鉴中国的经验，中医药贸易和中医药文化对外传播取得了很大的成绩。此外，印度等其他国家的传统医学在发展过程中与中医药相互交流、相互影响，显示了国外传统医学与中医药的深度交融。20世纪早期，一批华工远渡重洋，将中医传播到海外，并使其在当地产生了一定的影响力。进入21世纪，日新月异的社会发展、多元化的政治经济文化格局给中国传统医药的对外传播带来了新契机。

近年来，在全方位开放的"一带一路"格局下，中国政府高度重视中医药的国际传播和发展，连续出台了《中医药发展战略规划纲要（2016—2030年）》《中医药"一带一路"发展规划（2016—2020年）》和《中国的中医药》白皮书等重要文件，中医药海外传播已上升为国家战略，各级政府积极推进落实、中医教育协同创新、中药企业积极响应、各种媒体跟进宣传，为中医药文化海外传播创造了良好环境。

传统医药文化典籍的外宣翻译搭建了中西方文化交流的平台，加深了各国对中医药疗效和理论价值的理解。[①]据统计，1992—2005年公开发行的《黄帝内经》英译本共

---

① 邹德芳，邹雯.中国传统医药文化对外传播研究[J].文化产业，2019，15（13）：24-26.

8本，《伤寒论》英译本有 3 本 [①]。上海中医药大学出版的《中医药文化》期刊发行英译版，这使中医药文化国际传播成为可能。《中医基本名词术语国际标准》等词典的出版发行很大程度上减少了语言的障碍。有些地方相继开放了中医药博物馆，其中外国游客数量不断增加，开创了传统医药文化对外传播的新路径。

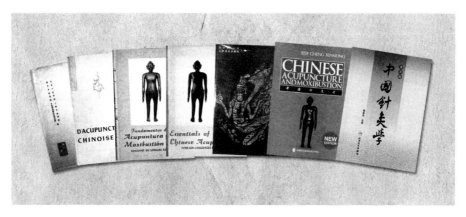

《中国针灸学》自 20 世纪 80 年代翻译出版以来，海外畅销 30 余年，至今仍是美国等西方国家相关院校的指定教材和中医针灸从业考试标准。

"十三五"期间，中医药已传播至 196 个国家和地区，成为中国与东盟、欧盟、非盟、拉共体以及上海合作组织、金砖国家、中国—中东欧国家合作、中国—葡语国家经贸合作论坛等地区和机制合作的重要领域。中医药内容

① 洪梅. 近 30 年中医名词术语英译标准化的历程［D］. 北京：中国中医科学院，2008.

纳入 16 个自由贸易协定，建设了 17 个国家中医药服务出口基地。

根据国家中医药管理局的数据，截至 2019 年 12 月，全球建有 15 所中医孔子学院和孔子课堂，78 个国家 240 多所孔子学院开设了中医、太极拳等课程，注册学员 3.5 万人，18.5 万人参加相关体验活动，还与"一带一路"沿线国家和地区合作建设了 30 个中医药海外中心。中国与 40 多个国家的政府、地区主管机构和国际组织签订了专门的中医药合作协议。

代表着东方智慧的中医药获得越来越多国家的认同。中医药合作成为中匈两国合作的新亮点，匈牙利积极开展中医药的落地与推广：建成第一家符合欧盟标准的中药厂，成为第一个实施中医立法的欧洲国家，成立欧洲第一所中医特色孔子学院，建立中东欧地区第一家中医药中心……在津巴布韦，2020 年，首家中医针灸中心在当地最大的公立医院帕里雷尼亚图瓦医院正式揭牌运营。该中心由中津双方共同管理运营，开设中医诊疗室、针灸艾灸治疗室、推拿理疗室、特色技术培训室等科室，同时为津巴布韦公立医院的医护人员进行中医理论和实践培训等。在南非，针灸服务已被南非医疗保险所覆盖。在南非行政首都比勒陀利亚市中心北京同仁堂门店里，不少当地民众能够用中文发音说出中药名称，如乌鸡白凤丸、六味地黄丸、五子衍宗丸等，还有不少民众体验针灸疗法。在哈萨克斯坦，毕业于北京中医药大学的苏莱曼诺夫·萨玛特在阿拉木图开办了一家中医针灸诊所，接诊了不少患者。在巴西，中国—巴西中医药国际合作基地通过远程培训，分享中西医结合治疗新冠肺炎的方法，结合当地实际提供治疗方案和药物建议。目前一些中药已进入巴西药店销售，部分药店也已经具备开中药方的能力。①

中医药以其特有的中医阴阳五行综合学科基础理论体系框架下的治疗体系和独特的现代临床病理治疗方法及疗效，成功赢得了"一带一路"沿线各国群众的认可和信赖，因此得到了广泛重视和高度关注。"一带一路"是促进共同发展、实现共同繁荣的合作共赢之路，是增进理解信任、加强全方位交流的和平友谊之路。中医药通过"一带一路"继续走向世界，有利于把具有中华民族特色的中医学推广成为全世界人类文明共享医学的有机组成部分，形成中医药跨文化传播的瑰丽结晶。

----

① 俞懿春，吕强，万宇，等.助力全球合作抗疫 维护人类健康福祉 中医药快步融入国际医药体系［N］.人民日报，2020-10-11.

图书在版编目（CIP）数据

从中医文化看中国 / 陈达灿主编 . -- 北京：外文
出版社，2022.10
（读懂中国）
ISBN 978-7-119-13206-8

Ⅰ . ①从… Ⅱ . ①陈… Ⅲ . ①中国医药学－文化
Ⅳ . ① R2-05

中国版本图书馆 CIP 数据核字（2022）第 189193 号

出版策划：国家创新与发展战略研究会
出版指导：陆彩荣
出版统筹：胡开敏

责任编辑：杨　璐　刘倩雯
装帧设计：柏拉图创意机构
印刷监制：秦　蒙

从中医文化看中国

陈达灿　主编

◎外文出版社有限责任公司
出 版 人：胡开敏
出版发行：外文出版社有限责任公司
地　　址：中国北京西城区百万庄大街 24 号　　　　邮政编码：100037
网　　址：http://www.flp.com.cn　　　　　　　　电子邮箱：flp@cipg.org.cn
电　　话：008610-68320579（总编室）　　　　　008610-68996094（编辑部）
　　　　　008610-68995852（发行部）　　　　　008610-68996183（投稿电话）
制　　版：北京杰瑞腾达科技发展有限公司
印　　刷：北京盛通印刷股份有限公司
经　　销：新华书店 / 外文书店
开　　本：700mm×1000mm　1/16　　　　　　　印　张：10.75　字　　数：60 千字
装　　别：精装
版　　次：2022 年 10 月第 1 版第 1 次印刷
书　　号：ISBN 978-7-119-13206-8
定　　价：68.00 元